DE LA

GALVANISATION

PAR INFLUENCE.

Paris. — Imprimerie de L. MARTINET, rue Mignon, 2.

DE LA

GALVANISATION

PAR INFLUENCE

APPLIQUÉE AU TRAITEMENT

DES DÉVIATIONS DE LA COLONNE VERTÉBRALE,

DES MALADIES DE LA POITRINE,

DES ABAISSEMENTS DE L'UTÉRUS, ETC.

PAR

le docteur J. SEILER.

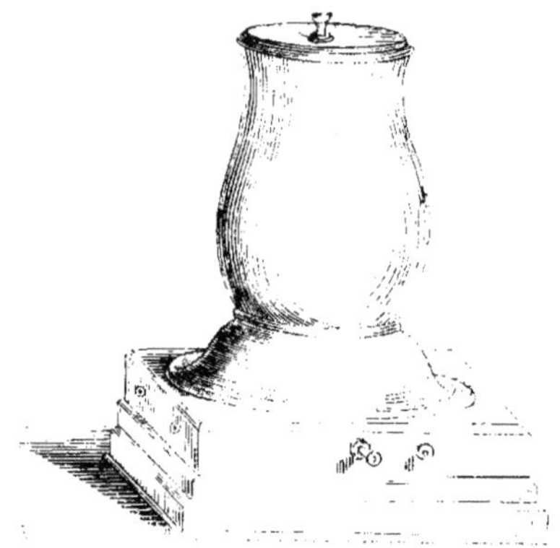

Appareil de galvanisation. — Vue d'ensemble.

PARIS

J.-B. BAILLIÈRE et FILS

LIBRAIRES DE L'ACADÉMIE IMPÉRIALE DE MÉDECINE

Rue Hautefeuille, 19.

<table>
<tr><td>LONDRES</td><td>NEW-YORK</td></tr>
<tr><td>Hippolyte Baillière, 219, Regent street.</td><td>Baillière brothers, 440, Broadway.</td></tr>
</table>

MADRID, C. BAILLY-BAILLIÈRE, CALLE DEL PRINCIPE, 11.

1860

DE

LA GALVANISATION

PAR INFLUENCE.

INTRODUCTION.

Pendant les mois de septembre et d'octobre 1853, j'entrepris une série d'expériences dans le but de découvrir, s'il était possible, un moyen pour produire l'insensibilité locale. Dans ces expériences, j'essayai entre autres le courant d'induction électro-galvanique, en faisant avec les excitateurs des passes, à la manière des magnétiseurs, sur une partie quelconque du corps, par-dessus les vêtements, et sans toucher la peau du malade, de façon qu'il n'y eût aucune décharge de l'étincelle électrique. J'espérais obtenir ainsi une insensibilité au moins partielle; mais sous ce rapport mes expériences ne me donnèrent aucun résultat.

Une personne cependant, que je reconnus plus tard être douée d'une excitabilité musculaire extraordinaire, me déclara, après une de ces expériences, pendant laquelle j'avais fait très longtemps des passes sur son bras, que celui-ci était engourdi, qu'elle sentait ses muscles contractés, et qu'elle avait de la difficulté à mouvoir les doigts. Quant à l'insensibilité, il n'y en avait pas. Le len-

demain, cette personne me rapporta que la contraction des
muscles du bras qu'elle avait éprouvée la veille avait
persisté pendant plusieurs heures. Je répétai la même
expérience, et j'eus le même résultat. Mais comme une
excitabilité musculaire si prononcée est très rare, j'eus
quelque peine à trouver d'autres sujets sur lesquels il fût
possible de produire les mêmes contractions. Peu à peu,
cependant, j'en rencontrai plusieurs, assez sensibles pour
me confirmer la réalité de ma découverte, et je commençai immédiatement une série de recherches dans le
but d'arriver à produire également ces phénomènes sur
les personnes moins sensibles. Je construisis successivement plusieurs machines d'induction, et ce n'est qu'après
avoir introduit quelques modifications dans la composition
de ces appareils, que je suis parvenu à pouvoir produire
sur tout le monde, ou à peu près, des contractions ou
une rigidité musculaires passablement énergiques et d'une
durée de plusieurs heures.

<hr>

CHAPITRE PREMIER.

DESCRIPTION DE MES APPAREILS D'INDUCTION.

Ma machine d'induction se compose, comme tous les
appareils de ce genre :

1° D'une bobine portant les spirales du fil inducteur,
et du fil d'induction ;

2° De l'appareil interrupteur ;

3° Des excitateurs :

4° Des condensateurs, dont un pour le courant inducteur, et l'autre pour le courant induit.

La *bobine*, sur laquelle les fils de cuivre sont enroulés, est faite d'un seul morceau de bois dur, d'érable ou d'alisier, par exemple, parfaitement vernie en gomme laque et polie comme une pièce d'ébénisterie, pour la rendre aussi isolante que possible. Elle est longue de 16 centimètres; le cylindre a une épaisseur de 4 centimètres, et est perforé d'un trou de $3^c,5$ de diamètre. Les bords ont une hauteur de $2^c.7$ et une épaisseur de 7 millimètres.

Le *fil inducteur* est un fil de cuivre d'un diamètre de $5/12^e$ de ligne; il a été recuit, puis bien poli et argenté par le procédé galvanique dans un bain d'argent, poli de nouveau, puis recouvert de soie et verni deux fois avec une solution de gomme laque.

J'ai cru devoir prendre toutes ces précautions, parce que, d'une part, un fil de cuivre bien poli est meilleur conducteur que lorsqu'il est plus ou moins couvert d'oxyde, et comme le vernis de gomme laque dépolit tous les métaux oxydables, à un moindre degré peut-être que l'acide tannique, mais d'une manière analogue, il diminue en quelque sorte leur conductibilité; d'autre part, l'argent étant meilleur conducteur et beaucoup moins oxydable que le cuivre, j'ai obtenu, en l'argentant, un fil dont la surface ne laisse, pour ainsi dire, rien à désirer sous le rapport de la conductibilité.

Ce fil est enroulé sur la bobine en spirales serrées, et il forme ainsi dix couches, qui sont en outre séparées les unes des autres par des feuilles de papier à lettre vernies, pour rendre l'isolement plus complet.

Des expériences ont démontré qu'en prenant un fil inducteur plus gros, de 2 millim. par exemple, et en faisant une hélice qui compte moins de contours, on obtient plus difficilement les contractions musculaires que j'ai toujours cherché à produire ; mais en revanche, les personnes sur lesquelles on expérimente éprouvent trop facilement les effets du galvanisme dans le système nerveux, tels que, vertiges, éblouissements, etc. Lorsqu'au contraire on prend un fil inducteur trop faible, 3/12° de ligne seulement, on ne peut plus donner assez de puissance à la machine, parce que le courant inducteur éprouve une trop grande résistance.

Le nombre de contours que l'on donne à l'hélice inductrice est également d'une certaine importance, car en ne faisant que quatre couches. par exemple, avec le fil indiqué de 5/12° de ligne, les phénomènes d'induction deviennent beaucoup moins énergiques, et la machine est trop faible pour un très grand nombre de personnes.

Le *fil d'induction* est un fil de cuivre argenté (plaqué), comme on se le procure à Nuremberg ; il a 1 1/2 douzième de ligne d'épaisseur, ou, pour mieux dire, c'est le n° 14 de la fabrique. Ce fil n'a pu être recuit, parce que la chaleur lui aurait enlevé son poli ; et comme les expériences de M. le professeur Mousson (de Zurich) ont démontré qu'un fil dur est plutôt meilleur conducteur du courant galvanique qu'un fil recuit, il n'y avait d'autre inconvénient de s'en servir tel quel, que la plus grande difficulté de le manier. Ce fil a été recouvert de soie aussi parfaitement que possible, verni et séché deux fois, puis enroulé par couches régulières sur le fil inducteur. Comme pour le gros fil, toutes les couches sont séparées les unes des autres par du papier à lettre verni de gomme laque.

J'ai adopté ces couches de papier parce que des expériences faites avec deux bobines de la même grandeur, du même fil, et d'un même nombre de tours, m'ont constamment donné des résultats différents; celle qui avait été enroulée avec ces morceaux de papier était évidemment la meilleure.

J'avais aussi essayé de séparer les différentes couches de ma spirale avec des feuilles de gutta-percha, espérant obtenir encore un meilleur isolement, mais l'expérience n'a pas confirmé mes espérances, la gutta-percha ne m'a paru offrir aucun avantage sur le papier verni.

Un autre procédé pour obtenir un isolement plus complet ne m'a pas mieux réussi. J'avais fait une solution de gutta-percha dans du chloroforme, et j'ai enduit chaque couche de l'hélice avec cette espèce de vernis, qui sèche très rapidement; j'ai laissé sécher couche par couche avant d'en faire de nouvelles, jusqu'à ce que ma bobine fût remplie.

Avec deux bobines faites de cette manière, ressemblant, du reste, en tout point aux précédentes, je n'ai eu que des résultats négatifs, c'est-à-dire qu'elles me donnaient des contractions musculaires beaucoup plus difficilement que lorsque les couches de l'hélice sont séparées par du papier verni.

Une bobine de la dimension indiquée plus haut, lorsqu'on interpose du papier à lettre bien mince, porte environ 15 000 tours.

J'avais également voulu essayer si, en multipliant le

nombre des contours de mon hélice d'induction, et en prenant un fil de cuivre plus fin, je n'obtiendrais pas une plus forte tension du courant induit, et par cela même un effet plus prompt et plus énergique sur le système musculaire. J'ai construit une bobine avec un fil de 1/24° de ligne d'épaisseur, et qui faisait 40 000 tours ; mais je n'ai pas été satisfait des effets qu'elle m'a produits, et j'ai dû l'abandonner.

Le faisceau de fils de fer que M. Ruhmkorff a introduit dans l'intérieur de la bobine, et qui, en s'aimantant et se désaimantant à chaque interruption du courant inducteur, contribue si puissamment à augmenter l'intensité du courant induit, m'a donné des résultats moins favorables qu'un cylindre fendu de fer-blanc. Avec un faisceau de fils de fer dans la bobine, les personnes sur lesquelles on expérimente ont très facilement des vertiges, des éblouissements, etc., comme lorsqu'on emploie un fil inducteur trop gros. Sur des sujets peu sensibles, on obtient également des contractions musculaires avec le faisceau ; mais ces contractions, quoique suffisamment énergiques en apparence, ne se maintiennent pas aussi longtemps que lorsqu'on les a produites avec le cylindre fendu dans la bobine.

L'*interrupteur* de mon appareil a nécessairement dû être construit avec un électro-aimant à part, parce que le cylindre de fer-blanc ne pouvait servir à cet effet ; il est en outre destiné à régler l'intensité du courant suivant la sensibilité des malades. Les expériences de plusieurs physiciens ont, du reste, prouvé que l'interrupteur est une partie assez importante des machines d'induction. M. du

Moncel (1) en parle de la manière suivante : « La vitesse
» plus ou moins grande avec laquelle les interruptions du
» courant inducteur sont produites réagit d'une manière
» sensible sur le développement de l'étincelle d'induction.
» En général, les interruptions lentes sont plus favorables
» au développement de l'induction que les vibrations pré-
» cipitées. On peut en acquérir la preuve en interrompant
» le courant au moyen d'un interrupteur à roue dentée.
» Quand on tourne lentement la roue, on a de belles étin-
» celles ; au contraire, quand on la tourne très vite, on
» n'en a plus du tout. Ce qui semblerait prouver que
» les fluides excités par l'induction exigent un temps
» appréciable pour se développer. De plus, M. Ryke, pro-
» fesseur à Leyde, a reconnu que si l'on plaçait l'interrup-
» teur entre les pôles d'un fort électro-aimant, le courant
» induit gagnait par ce seul fait un accroissement consi-
» dérable d'énergie. »

Ces expériences coïncident parfaitement avec ce que
j'ai cru avoir observé au sujet de la fonction de l'interrupteur dans mon nouveau mode d'application du galvanisme, et pour cette raison j'y ai établi un fort électro-
aimant composé de deux cylindres de fer très doux, d'une
longueur de 9 centimètres sur un diamètre de 2 centimètres, réunis, au moyen de vis, par une traverse de fer.
Les deux cylindres ont un bord de laiton pour retenir les
contours de l'hélice, qui forme quatre couches du même
fil argenté que j'ai employé pour l'hélice inductrice de la
bobine.

(1) Du Moncel, *Notice sur l'appareil d'induction de Ruhmkorff*,
3ᵉ édit., 1855.

Vis-à-vis de cet électro-aimant, se trouve placée une plaque de fer doux qui remplit les fonctions du marteau de l'interrupteur de M. Ruhmkorff : elle est portée par un fort ressort de laiton battu, terminé lui-même par une pièce cubiforme enchâssée dans la paroi de la boîte de la machine et fixée au moyen d'une vis. Le ressort de cette espèce de marteau est, dans mon interrupteur, recourbé comme il est représenté sur le dessin (voir p. 23), et en le recourbant plus ou moins, on lui donne facilement la force de résistance voulue pour les fonctions qu'il a à remplir. Je suis loin de vouloir prétendre que ce ressort soit meilleur que le système de marteau et d'enclume de la machine de M. Ruhmkorff, mais il est plus simple ; il était plus facile à exécuter pour le mécanicien qui a fait mon interrupteur ; et comme il a toujours fonctionné à ma satisfaction, je n'ai jamais été tenté d'en essayer un autre. La plaque de platine que porte cette espèce de marteau est passablement épaisse ; elle est rivée ou vissée sur le morceau de fer, de façon à toucher ce dernier bien à plat sur toute son étendue, et à pouvoir être tournée, lorsque, par suite d'un usage prolongé, la vibration et l'étincelle du courant inducteur ont creusé un trou. De cette façon la même plaque peut servir fort longtemps.

Une vis terminée par un bout de fil de platine d'une épaisseur de 2 millim. sert de point d'appui à cette plaque, et en avançant cette vis ou en la reculant, on règle les vibrations de l'interrupteur. En avançant la vis, on lui fait exercer une plus forte pression sur le ressort, l'électro-aimant a une plus forte résistance à vaincre pour attirer la plaque ; mais celle-ci se trouvant alors plus rapprochée, l'action de l'aimant étant par conséquent plus forte, il s'ensuit que les vibrations deviennent peu à peu plus précipitées et plus énergiques.

De cette disposition résulte un avantage réel pour l'usage de la machine que je vais chercher à expliquer. Il faut un certain laps de temps entre deux vibrations ou entre deux interruptions pour que l'induction ait le temps de se produire ; mais celle-ci une fois produite, ce serait perdre inutilement du temps que de vouloir prolonger davantage cet intervalle, et une vibration trop lente diminue en ce sens les effets de la machine.

L'intensité du courant d'induction s'accroît, en outre, lorsque les électro-aimants de l'interrupteur ont une plus forte résistance à vaincre, comme M. le professeur Ryke l'a déjà fait remarquer. J'ai, de plus, cru avoir observé que cette intensité est plus grande quand chaque interruption prise isolément est aussi instantanée que possible, ou, si l'on aime mieux, lorsque les coups de la vibration sont secs ; qu'au contraire, cette intensité diminue lorsque les vibrations sont molles et traînantes.

Avec un électro-aimant un peu puissant et avec un ressort comme celui que j'ai adopté, on réunit ces deux conditions d'un bon interrupteur. On peut aussi, de cette façon, régler jusqu'à un certain point la puissance de l'appareil, comme on le verra, du reste, plus bas.

Les *excitateurs* sont d'une construction particulière. Ils devaient d'abord servir en même temps comme excitateurs et comme condensateurs du courant d'induction avant que j'eusse l'idée d'introduire, pour ce dernier comme pour le courant inducteur, le condensateur de

Fizeau. Dans ce but, j'ai cherché à imiter la construction de la bouteille de Leyde, en infibulant l'un dans l'autre deux cylindres creux en feuille de laiton, et en les séparant par une couche intermédiaire de taffetas verni de gomme laque. Cette disposition nécessite naturellement une communication avec chacun des bouts du fil induit, au moyen de cordons à double conduite métallique. Dans l'un des rhéophores, le courant négatif est en communication avec le cylindre extérieur; tandis que le cylindre intérieur est fixé au bout du fil qui porte le courant positif; pour l'autre rhéophore, cette disposition est prise dans le sens inverse.

On sait que dans les appareils d'induction, les pôles du courant induit ne possèdent pas un même degré de tension électrique. Le bout extérieur de l'hélice fournit des phénomènes beaucoup plus prononcés que le bout intérieur. En les amenant tous les deux dans ces cylindres à double paroi, ils réagissent l'un sur l'autre; tout en augmentant la tension du courant, ils s'égalisent réciproquement, et ces excitateurs agissent tous les deux sur le corps humain d'une manière tout à fait identique.

Le fond du cylindre extérieur reste naturellement à découvert, tandis que le reste est fortement enveloppé et aussi parfaitement isolé que possible, au moyen de couches de soie, de carton verni, et de toile cirée. Les cylindres ont 4 centimètre de diamètres sur 15 centimètres de longueur.

Le *condensateur* du courant inducteur que j'ai introduit dans mon appareil est tout simplement celui de Fizeau. Deux feuilles de papier d'étain sont placées entre deux bandes de taffetas de soie, et pliées de façon à pouvoir être casées dans le fond de la boîte de l'appareil.

Ces feuilles de papier d'étain ont chacune une longueur de 3 mètres sur une largeur de 17 centimètres.

Cette grande surface de mon condensateur pourrait paraître un peu exagérée, mais j'y ai été conduit par des expériences répétées sur différents sujets, et je m'y suis laissé guider par les observations de Poggendorff (1), qui dit :

« En étudiant ces condensateurs, on est frappé de voir » que l'étendue de leur surface est, pour ainsi dire, sans » influence sur la distance à laquelle éclatent les étin- » celles d'induction. Avec une surface condensante d'un » pouce carré seulement, on obtient des étincelles aussi » longues qu'en employant les grands condensateurs à » taffetas. Mais ces derniers l'emportent sur les condensa- » teurs à petite surface par la grosseur et la fréquence des » étincelles qu'ils déterminent.

» Les grands condensateurs paraissent donner des » effets plus énergiques que les petits, lorsqu'on emploie » deux couples voltaïques au lieu d'un seul, pour pro- » duire le courant inducteur. Il est donc probable que leur » action serait beaucoup plus efficace que celle des sur- » faces condensantes de peu d'étendue, si l'on prenait un » nombre considérable de couples. Les effets du conden- » sateur varient beaucoup avec l'intensité de l'extra- » courant qui prend naissance dans la spirale inductrice » à chaque interruption. Ce qui précède s'applique spé-

(1) Voyez du Moncel, page 27.

» cialement au cas où l'extra-courant est faible, c'est-à-dire
» au cas où la section du fil inducteur est grande et sa
» longueur petite, par rapport à la section et à la lon-
» gueur du fil induit; mais si l'on augmente par degrés
» la longueur de la spirale traversée par le courant de la
» pile, les effets des petits condensateurs diminuent gra-
» duellement et deviennent presque nuls, tandis que
» ceux des condensateurs à grande surface demeurent
» constants. »

Mon hélice inductrice ayant à peu près 1500 tours, il
était, d'après les expériences de Poggendorff, très urgent
de lui donner une surface condensante considérable.

« Les dimensions du fil induit, dit le même auteur,
» influent encore sur le mode d'action des appareils con-
» densants. Les expériences dont il a été question jus-
» qu'ici ont été effectuées sur un fil très fin, ayant plus
» de 3000 mètres de longueur. En opérant sur un fil en-
» viron trois fois moins long, on reconnaît que les petits
» condensateurs n'ont que peu ou point d'action; les plus
» petits d'entre eux paraissent même amoindrir les effets
» de l'appareil plutôt que de les augmenter.

» *En résumé, plus le courant de la pile est énergique,*
» *plus l'extra-courant est intense ; plus le diamètre du fil*
» *induit est considérable, plus doit être grande la surface*
» *condensante.*

» On peut ajouter encore que l'action du condensateur
» est d'autant plus manifeste, que l'appareil est moins
» bien isolé. »

Avant de passer à la description du condensateur inter-
posé dans le courant induit de mon appareil, je dois

mentionner encore les principales explications que l'on
a données sur le rôle que joue celui du courant inducteur.
D'après M. Fizeau, son rôle serait de condenser et de
détruire, par un effet statique, l'électricité de tension ou
d'induction qui crée précisément l'extra-courant dans le
fil inducteur, et qui réagit sur le circuit induit en sens
inverse du courant voltaïque.

Suivant M. Poggendorff, la fonction du condensateur
s'expliquerait de la manière suivante : Au moment où le
circuit de la pile est interrompu, de l'électricité de tension
se trouve accumulée aux deux extrémités du fil inducteur;
elle y est retenue par la résistance de l'air, et réagit sur
le fluide qui se meut dans le fil induit; elle a pour effet
d'en diminuer la tension en ralentissant l'action inductrice. Le condensateur a précisément pour effet de faire
écouler cette électricité de tension, sans que pour cela le
circuit de la pile se trouve fermé.

D'après M. Faraday, le condensateur aurait pour fonction d'affaiblir la réaction de l'extra-courant en favorisant
spontanément son induction latérale. Il résulterait, en
effet, des expériences de ce savant, que dans le premier
moment de la naissance d'un courant dans un fil, l'induction latérale s'effectue aux dépens de l'induction
directe au sein du fil et entre ses particules; mais qu'aussitôt que la première a atteint son état maximum, alors
la seconde, celle dans le fil, devient proportionnelle à
l'intensité de la pile.

M. Gaugain croit que la fonction du condensateur est
uniquement d'apporter une grande résistance à la mani-
festation de l'extra-courant, résistance qui, en paralysant

son effet sur le circuit induit, renforcerait par cela même
le courant secondaire.

Le rôle que joue le condensateur que j'ai introduit dans
le circuit induit me paraît être plus facilement et plus
clairement expliqué par l'expérience suivante, qui est
tout à fait propre à faire comprendre ce qui se passe entre
les deux surfaces du condensateur et celles qui composent
chacun de mes excitateurs. Cette expérience appartient
à M. du Moncel, qui la cite de la manière suivante :

« Depuis longtemps j'avais constaté que si le bois, la
» laine, la pierre, et en général les corps durs non métal-
» liques n'étaient pas bons conducteurs de l'électricité
» d'induction, comme ils le sont de l'électricité de la
» machine, cela provenait de la faible quantité d'élec-
» tricité accumulée à l'extrémité des rhéophores. En ter-
» minant ceux-ci par des plaques suffisamment larges,
» comme on le fait pour la transmission des courants à
» travers le sol dans les lignes télégraphiques, je devais
» donc obtenir une meilleure conductibilité de la part de
» ces corps mauvais conducteurs, et c'est en effet ce qui a
» eu lieu : à tel point que j'ai pu faire sauter des mines à
» Cherbourg, à 600 mètres de distance, en faisant inter-
» venir pour moitié dans le circuit un rocher sec et dur.

» D'après ces expériences, il m'était indiqué d'employer
» pour rhéophores, dans mes expériences sur la transmis-
» sion des courants d'induction à travers les corps isolants,
» des plaques métalliques, et c'est en effet le parti que j'ai
» pris.

» Mes premières expériences sur cette question impor-
» tante remontent au mois de décembre 1853. J'avais

» alors reconnu que si l'on sépare deux lames métalliques
» par une, deux ou trois épaisseurs de verre, non-seule-
» ment le courant induit auquel ces lames métalliques ser-
» vaient de rhéophores n'était pas interrompu par cette
» interposition, mais qu'on pouvait encore charger une
» lame métallique placée entre ces verres. Enfin, j'avais
» reconnu que de la limaille métallique placée entre deux
» surfaces de verre, éloignées l'une de l'autre de quelques
» millimètres, se trouvait alternativement attirée et re-
» poussée par les deux pôles du courant induit, comme
» les balles de sureau dans l'expérience de Volta pour la
» démonstration de la formation de la grêle.

» Comment s'opère dans ce cas la transmission de l'é-
» lectricité? Telle fut la question qui me conduisit à faire
» l'expérience suivante :

» Si l'on maintient à environ 3 ou 4 millimètres l'une
» de l'autre deux lames de verre, revêtues extérieurement
» de deux lames métalliques mises en rapport avec les
» deux pôles de l'appareil Ruhmkorff, on aperçoit dans
» l'obscurité une pluie de feu, d'une belle couleur bleue,
» qui s'échange entre les deux surfaces de verre, sans que
» l'étincelle passe par les bords des lames isolantes. De
» plus, on distingue, entre les lames métalliques et les
» lames de verre, deux raies lumineuses qui indiquent
» suffisamment que l'effet électrique se manifeste sur toute
» l'étendue des surfaces qui se trouvent interposées entre
» les deux lames électrisées.

» L'étincelle, en réagissant ainsi au travers du verre,
» traverse-t-elle simplement cette substance, ou bien agit-
» elle par condensation? C'est une question qui ne peut

» guère être douteuse, si l'on examine attentivement ce
» phénomène.

» En effet, si l'électricité traversait le verre, qui est
» plus isolant que l'air, on verrait son passage à travers
» les lames en les regardant de champ. Or, ces lames pa-
» raissent parfaitement obscures et forment comme deux
» bandes noires entre les trois lueurs bleuâtres dont nous
» avons parlé. Il faut donc admettre un effet de conden-
» sation. Comment cet effet se manifeste-t-il ? C'est ce que
» M. Gaugain, qui a repris et analysé mes expériences, a
» expliqué très catégoriquement de la manière suivante :
» Si, dit M. Gaugain, le courant induit traversait le verre,
» la déviation que chacun des rhéophores produirait sur
» le galvanomètre serait toujours dans le même sens,
» comme s'il n'y avait pas d'interruption dans le circuit;
» mais si, au contraire, au lieu d'obtenir une dévia-
» tion continuellement dans le même sens, on a des
» déviations alternativement en sens contraire, c'est que
» le courant, *après s'être condensé*, revient sur lui-même
» et se recompose à travers la bobine d'induction. »

Le condensateur et les deux cylindres métalliques, avec
la couche de taffetas de soie qui les sépare, qui composent chacun des rhéophores de mon appareil d'induction,
sont en tout point semblables aux dispositions prises dans
les expériences qui viennent d'être citées. Comme entre
les plaques métalliques et les lames de verre de M. du
Moncel, il y a, dans mes cylindres, condensation du fluide
galvanique et une recomposition à travers la bobine, dans
laquelle on entend très distinctement le bruit de la décharge. C'est cette condensation qui produit les contrac-

tions et la rigidité musculaires, même sans un condensateur supplémentaire, à la condition cependant que l'on se serve d'un appareil à fils fins, et que l'on n'emploie pas un courant voltaïque trop puissant.

Mais s'ils remplissent ces conditions, les appareils d'induction deviennent trop faibles pour toutes les personnes qui ne sont pas douées d'une sensibilité très prononcée, et si ma découverte devait avoir une valeur pratique réelle, il fallait trouver les moyens de construire des machines pouvant fournir une quantité de fluide galvanique assez considérable, et avec une condensation suffisante, pour obtenir les effets en question sur des personnes moins privilégiées sous le rapport de la sensibilité ou plutôt sous celui de l'excitabilité musculaire.

Espérant que je parviendrais plus tard à combler cette lacune, surtout si je continuais mes expériences sur des malades et sur un aussi grand nombre de sujets que possible, je résolus, en 1857, d'exposer, dans une première publication, ma nouvelle méthode d'appliquer le galvanisme. Cette publication, que je fis en allemand (1), ne contient pas la description des appareils dont je me servais alors, parce que je ne voulais livrer ma découverte que lorsqu'elle serait complète. Cette petite brochure me valut d'amères critiques, mais elle m'amena aussi un certain nombre de malades sur lesquels je pus continuer mes recherches.

En 1858, je publiai, en français, un second tra-

---

(1) *Die Rückgraths-Verkrümmungen und desen Heilung.* Chez M. Kessmann, libraire-éditeur, à Genève.

vail (1) qui me valut encore un assez grand nombre de
malades, et bientôt j'essayai un nouveau condensateur.

Espérant qu'outre celle des excitateurs, une surface
condensante beaucoup plus considérable, mise en contact
avec le courant d'induction, remédierait peut-être à ces
inconvénients, j'introduisis d'abord un condensateur en
tout semblable à celui du courant inducteur. Mais l'expérience m'eut bientôt démontré qu'il ne suffisait pas, et
peu à peu, et en tâtonnant, je fus conduit à donner à ce
condensateur une longueur totale de 12 mètres, sur
18 centimètres de largeur pour chaque feuille d'étain.

La figure 1 montre l'appareil vu d'ensemble, extérieurement.

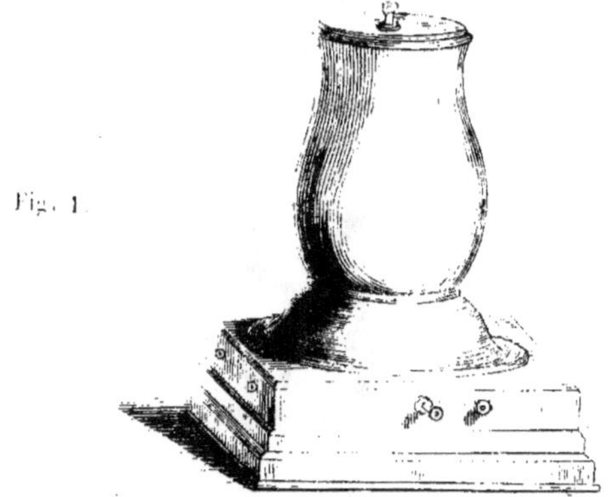

Fig. 1.

La figure 2 A montre la coupe verticale de l'appareil, et la manière dont il est monté dans son ensemble.
La figure 2 B montre la coupe horizontale faite à la hauteur d'une ligne qui passerait par HC.

(1) *Notice sur le traitement de la maladie de poitrine.* Chez le même
libraire.

Fig. 2 A.

Fig. 2 B.

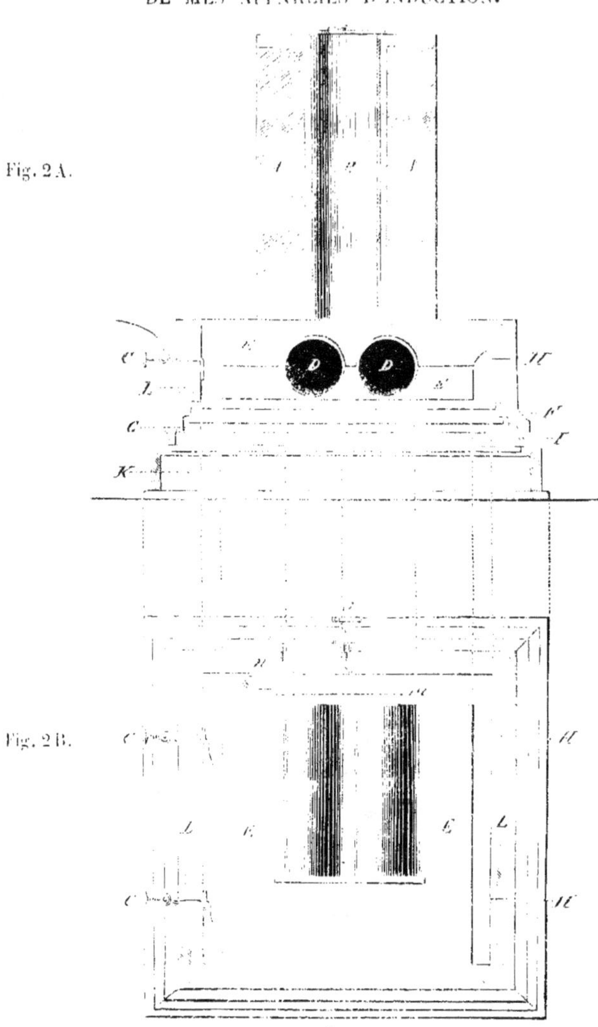

AA, représente la bobine, placée sur le même axe ...;
B, le cylindre de fer-blanc;
C, les boutons à vis pour recevoir le courant voltaïque;
DD, les deux branches de l'électro-aimant;
EE, morceaux de bois dans lesquels l'aimant est enchâssé;
F, espace où sont réunis les bouts du fil induit avec les couleurs adjoints conduit au d'l'équipage;
G, second espace pour les bouts du fil réducteur;
H, ouverture dans les parois de la boîte pour les charbons;
I, espace pour le condensateur du courant inducteur;
K, espace pour le condens. du courant induit;
LL, parois de la boîte;
m, marteau avec son ressort;
n, vis qui fixe le ressort dans la boîte;
o, vis portant la pointe de platine avec son écrou et un contre-écrou.

La communication des fils est établie de la manière suivante : Une bande de cuivre joint le bouton à vis le plus voisin du ressort avec celui-ci ; un fil de cuivre part de l'écrou de la vis à pointe de platine et se trouve dans le second espace fixé à l'un des bouts du fil de l'hélice de la bobine : l'autre bout de l'hélice communique avec un des bouts de l'hélice de l'électro-aimant : l'autre bout de cette dernière hélice, enfin, communique avec le second bouton à vis.

Les quatre bouts des conduits métalliques des cordons sont réunis deux à deux, de façon qu'attachés aux deux extrémités du fil induit, ils forment dans chaque cordon un conduit pour le courant positif et un autre pour le courant négatif.

De ce point de réunion, deux fils de cuivre partent pour le condensateur d'induction, où chaque feuille est en communication avec un de ces bouts de fil.

De la vis du ressort de l'interrupteur part également un fil de cuivre, et un autre semblable part de l'écrou de la vis à pointe de platine ; ces deux points étant les plus rapprochés de l'endroit de l'interruption du courant voltaïque, les deux fils sont également en communication avec les deux feuilles de papier d'étain du condensateur du courant inducteur.

Je fais marcher cet appareil avec une pile de Grove de 6 petits couples, dont les pots poreux ont une hauteur de 5 centimètres et un diamètre de 2 centimètres et demi. Les zincs ont une hauteur égale, sur un diamètre de 4 centimètres seulement.

Les pots qui contiennent les zincs sont tout simplement

des pots à pommade de porcelaine, comme ceux dont on se sert dans beaucoup de pharmacies pour distribuer les onguents, et sont de la contenance d'environ une demi-once de poids.

Tous les conducteurs sont en fil de platine d'un diamètre de 8/12° de ligne : ils ont le grand avantage de ne jamais s'oxyder, de conserver une conductibilité toujours égale, de ne nécessiter aucun nettoyage, et de faciliter considérablement, pour cette raison, l'usage de la pile. Celle-ci, montée et prête à fonctionner, est couverte d'une cloche de verre, pour empêcher que le dégagement d'acide nitreux ne répande une mauvaise odeur dans la chambre. Lorsqu'on s'est servi de la pile, il suffit de plonger les couples les uns après les autres dans un vase contenant de l'eau fraîche, et de les rincer un peu : c'est là tout le nettoyage qu'exige l'appareil.

Dans le but d'obtenir un courant un peu plus constant que celui que donne ordinairement la pile de Grove, qui décompose très rapidement l'acide nitrique, surtout lorsqu'il est concentré, j'ai essayé différents mélanges, et j'ai trouvé qu'avec une addition d'un peu d'acide hydrochlorique, celui-là résiste plus longtemps au courant qu'il fait naître. Mais il arrive quelquefois, surtout lorsqu'on prend des acides concentrés, qu'ils se décomposent réciproquement et spontanément, avec un très fort dégagement de gaz nitreux. Pour éviter cet inconvénient, je fais ajouter un peu d'eau distillée à mon acide, et je n'ai qu'à m'en louer. Je prends depuis bien longtemps :

Acide nitrique concentré. . .   1 livre (500 grammes)
Acide chlorhydrique. . . . .   2 onces (60   id.   ).
Eau distillée.. . . . . . .   3 onces (90   id.   ).

Le courant voltaïque n'est pas plus faible que lorsqu'on prend l'acide nitrique pur, et il devient beaucoup plus constant. Les zincs sont plongés dans de l'eau acidulée de 1 80e jusqu'à 1/60e d'acide sulfurique, suivant que leur surface est plus ou moins métallique. Cette pile fait marcher mon appareil pendant trois heures consécutives, sans qu'à la fin il produise moins d'effet qu'au commencement.

Il faut cependant serrer un peu plus fortement le ressort du marteau de l'interrupteur, en avançant celui-ci par la vis à pointe de platine sur lequel il appuie, lorsqu'après une heure et demie ou deux heures de temps les vibrations commencent à se ralentir ou à devenir quelque peu irrégulières.

J'avais essayé de faire marcher mon appareil avec des piles constantes : avec une pile de Bunsen, avec une pile de Daniell, avec de grands et avec de petits éléments; mais je n'ai pas trouvé que ces différentes piles présentassent un avantage réel l'une sur l'autre; elles ont au contraire toutes l'inconvénient d'être beaucoup plus difficiles à être entretenues dans un état de propreté satisfaisante que celle de Grove.

Je n'ai pas encore essayé la pile à sulfate de mercure de M. Marié Davy, mais il est probable qu'elle peut avantageusement remplacer celle de platine.

Avec cet appareil d'induction, on obtient des contractions musculaires sur presque tout le monde. Il se trouve cependant des personnes pour lesquelles il est trop faible.

Celles sur lesquelles il ne produit pas les effets voulus sont principalement des hommes d'une sensibilité peu prononcée, qui ont du reste une constitution forte et robuste. Pour ces personnes, j'ai dû construire une bobine plus puissante avec des fils de cuivre argenté d'un plus fort diamètre. Cette bobine a 23 centimètres de longueur, au lieu de 16 qu'a la première; le fil inducteur a une épaisseur de 7/12ᵉˢ de ligne, et le fil induit mesure 2/12ᵉˢ, qui est le nº 9 de la fabrique. Celui-ci décrit, comme celui de la première machine, environ 15 000 spires; le condensateur a une surface proportionnellement plus grande, etc.

Cet appareil est, du reste, en tout semblable au premier, et je le fais marcher par le même courant voltaïque.

Il produit des contractions sur des personnes sur lesquelles on ne les obtient pas avec une bobine à fils plus fins.

Mais on rencontre encore quelquefois des sujets en très petit nombre, il est vrai, et comme d'assez rares exceptions, qui ne ressentent pas le moindre effet ni de la première ni de la seconde de ces machines, et je crois que si ce sont des malades, on fera mieux de les renvoyer que d'entreprendre un traitement qui n'aurait que peu de chances de réussite. On ne peut cependant pas dire d'une manière absolue qu'en pareil cas on n'obtiendrait aucun résultat; car l'observation suivante semble indiquer que l'organisme peut éprouver de bons effets

de ce nouveau mode de galvanisation, sans que le patient
ait le sentiment de la manière dont il agit.

Obs. I". — M. Ch..., fabricant de pendants de montres, âgé de soixante-six ans, vint me trouver dans le
commencement du mois d'avril 1858. M. Ch... est maigre et frêle ; sa poitrine a été déformée dans sa jeunesse
par le rachitisme, sans que du reste cette déformation ait
été la cause de graves maladies. Depuis quelques années
il était atteint d'un catarrhe chronique qui lui donnait
beaucoup d'oppression, et c'est à cet état qu'il attribuait
particulièrement la diminution de ses forces physiques
qu'il avait observée depuis quelque temps. Je lui avais
prescrit quelques médicaments qui avaient un peu diminué les symptômes les plus prononcés de son catarrhe :
la toux était moins opiniâtre, l'expectoration plus facile
et moins abondante ; mais l'oppression resta la même, et
malgré son bon appétit, les forces ne parurent pas vouloir
revenir. M. Ch... ne pouvait plus faire ses promenades
habituelles.

Ayant entendu parler de mon nouveau mode de galvanisation, il m'exprima le désir de l'essayer ; mais mon
premier appareil ne produisit aucun effet appréciable
sur lui. Je voulus le renvoyer, en lui déclarant que ma
machine était trop faible, et qu'il n'y avait aucune chance
de réussite, lors même qu'il voudrait persister. Il me pria
d'essayer de construire un appareil plus puissant. Je me
mis à l'œuvre, et je fis ce dernier dont je viens de parler ;
mais mon malade n'en éprouva pas plus d'effet que du
premier. Je dus donc de nouveau renvoyer M. Ch..., qui
revint au bout de quinze jours, et demanda à être traité,

en disant : que les médicaments que je lui avais prescrits l'ayant soulagé sans qu'il ait senti de quelle façon ils avaient agi sur lui, il pensait qu'il en pourrait bien être de même du galvanisme.

Je ne fis plus d'objections : je commençai son traitement le 1er mai 1858, en lui donnant tous les jours une séance de vingt minutes, et je procédai comme s'il éprouvait des contractions sur la poitrine. Au bout de quinze jours il crut avoir observé qu'il était moins oppressé en montant les escaliers, et il recommença à faire quelques petites promenades. A la fin du mois il se sentit réellement soulagé; il n'y avait plus de doute que son oppression n'eût considérablement diminué, sa toux et son expectoration avaient presque entièrement cessé; il put faire des promenades de deux ou trois lieues sans se fatiguer, et au bout de six semaines il se déclara guéri.

Au mois d'octobre de la même année, il vint faire un second traitement de trois semaines, dans l'intention, disait-il, de se prémunir contre les brouillards et les froids de l'hiver. Pendant tout l'été il s'était parfaitement bien conservé, et après ce second traitement il a passé son hiver à Genève, sortant par tous les temps, sans avoir la moindre rechute, ni de son catarrhe, ni de son oppression. J'ai revu M. Ch... ces derniers jours, il est toujours parfaitement bien portant et très vigoureux pour son âge. Il me paraît que le galvanisme a rendu, dans ce cas, à son système nerveux la tonicité qu'il avait perdue, sans cependant avoir été assez puissant pour produire des contractions sensibles.

CHAPITRE II.

EFFETS PHYSIOLOGIQUES DE LA GALVANISATION PAR INFLUENCE.

Lorsqu'on applique les excitateurs du courant d'induction par-dessus les vêtements, sur la poitrine par exemple, ou sur toute autre région du corps, la personne que l'on galvanise éprouve ordinairement, au bout de deux ou trois minutes, sous les deux rhéophores, une chaleur qui augmente, et qui s'étend autour de ces centres d'action jusqu'à une distance de 10 à 15 centimètres, en diminuant cependant progressivement d'intensité vers les bords.

Les personnes douées d'une bonne sensibilité disent que cette chaleur acquiert peu à peu une intensité considérable.

En faisant toucher successivement les divers point d'un poêle de faïence bien chauffé, qui présente, depuis ses places les plus chaudes au milieu jusque vers ses bords, presque tous les degrés de température, j'ai essayé de me faire donner une idée des sensations éprouvées par un grand nombre de ces malades. La plupart d'entre eux comparaient celle qu'ils avaient éprouvée à la chaleur donnée par les places du poêle qui présentaient une chaleur de plus de 30 degrés.

Mais quelque élevée que soit la température ressentie, on n'observe jamais la moindre rougeur à la surface, ni la moindre injection dans la conjonctive, si l'on galvanise un œil, par exemple. J'ai obtenu sur madame Ch.... qui

a voulu essayer de ce traitement pour des mouches vo-
lantes qu'elle voyait constamment sur son œil gauche,
une si parfaite roideur des paupières, qu'elle était incapable de les ouvrir, et lorsqu'on les soulevait, la conjonctive apparaissait cependant aussi blanche que dans l'état
normal, quoique madame Ch... éprouvât une vive et
forte chaleur dans son œil. Cette chaleur s'étend en profondeur dans les organes, aussi bien qu'à leur surface,
et plus d'un malade m'a affirmé qu'il la sentait lui tra-
verser la poitrine et le poumon jusqu'à l'omoplate, où
elle lui paraissait sortir. Elle se maintient chez les personnes très sensibles aussi longtemps que les contractions
musculaires, diminuant cependant peu à peu d'intensité
vers la fin.

La galvanisation par influence exerce sur le système
nerveux une action sédative, car elle calme presque
toutes les douleurs, au moins momentanément.

J'ai vu disparaître en quelques minutes des maux de
dents, des douleurs rhumatismales, des névralgies, etc.,
pour trois, quatre heures de temps et plus; mais je n'ai
jamais pu constater un effet réellement anesthésique.

Le plus léger attouchement est perçu sur la peau
comme dans l'état normal: seulement en expérimentant
avec des épingles, on trouve quelquefois que la partie
galvanisée en perçoit un peu moins vivement la piqûre
que la partie correspondante non galvanisée.

Il semble aux sujets soumis à l'expérimentation que la
chaleur éprouvée est accompagnée d'un sentiment de
bien-être et de vigueur, mais ce phénomène appartient
probablement plutôt à l'action tonique que le galvanisme

exerce sur presque toutes les fibres organiques, qu'à la sensation de chaleur, et il en sera question plus tard.

Les individus très sensibles ressentent presque immédiatement les effets du courant induit dans les muscles, dès qu'on leur applique les excitateurs. Il leur semble, disent-ils ordinairement, que leurs muscles se tirent : cela veut dire qu'ils se contractent peu à peu, et de plus en plus, si l'on continue à galvaniser. Chez d'autres, ces contractions ne commencent à se faire sentir qu'au bout de trois, quatre, et quelquefois même seulement après six ou sept minutes, et cela lors même que la sensation de chaleur s'est montrée dès le commencement de la galvanisation. Ces contractions musculaires deviennent peu à peu plus énergiques, et atteignent ordinairement leur plus haut degré de force au bout de quinze à vingt minutes.

Mais, chose singulière, si l'on continue à galvaniser plus longtemps encore, on n'obtient pas pour cela des contractions plus fortes, parce que l'action du galvanisme commence alors à se propager sur le système nerveux tout entier : il produit des vertiges, des maux de tête, de la fatigue dans les membres, etc.

Il est difficile d'indiquer, d'une manière générale et précise à la fois, le caractère de ces contractions, car elles échappent trop à l'observation, et ce n'est que dans les cas les plus prononcés que l'on peut s'assurer de la plus grande fermeté et de la roideur plus ou moins accusée des muscles chez les personnes sur lesquelles on les a produites. Voici le résumé d'observations recueillies sur un grand nombre de sujets qui ont, pour la plupart, suivi des traitements réguliers.

Ainsi que la sensibilité nerveuse varie considérablement suivant les individus, le système musculaire, de son côté, présente une plus ou moins grande excitabilité; car avec la même machine d'une intensité toujours égale, on obtient dans le même laps de temps, et dans les mêmes circonstances, des contractions beaucoup plus énergiques sur les uns que sur les autres.

En comparant un grand nombre de cas, on trouve facilement les caractères de différents degrés de contractions. Tandis que les individus les moins sensibles n'éprouvent qu'une tension plus ou moins prononcée dans les muscles, tension qui n'est cependant pas assez forte pour gêner les mouvements volontaires, on obtient chez des personnes d'une sensibilité plus prononcée des contractions assez énergiques pour rendre leurs mouvements difficiles ou presque impossibles.

Dans les cas les plus marqués, ces contractions prennent le caractère d'un véritable spasme tonique, ou, si l'on aime mieux, elles ressemblent à une catalepsie localisée. Aussi, dans ces cas, les malades éprouvent-ils moins la sensation de la contraction ou du raccourcissement des muscles, qu'une sensation de fermeté et de rigidité qui rend tout mouvement absolument impossible.

La volonté du sujet a une influence marquée sur la production de ces contractions, car les muscles qu'elle met en activité pendant qu'on les galvanise se roidissent plus facilement, plus promptement et plus parfaitement que ceux qui sont complétement relâchés; mais une fois la rigidité produite, le système nerveux moteur paraît avoir perdu son influence, car la volonté est impuissante à la faire cesser. Cette rigidité est également indépendante du sommeil, et j'ai traité beaucoup de personnes qui se couchaient le soir avec une parfaite raideur, soit de la poitrine, soit du dos, et qui se sont réveillées dans le même état le lendemain matin, sans que le sommeil eût relâché les fibres contractées.

Ce qui caractérise d'une manière toute particulière ces contractions, c'est leur longue durée : elles persistent pendant plusieurs heures après l'application du courant galvanique, et cette durée est en général en rapport direct avec leur degré d'énergie. Les faibles contractions qui se font sentir comme une simple tension disparaissent ordinairement après une, deux ou trois heures ; mais celles qui sont plus énergiques se maintiennent de six à huit heures, même jusqu'à douze heures, et les plus fortes restent quelquefois pendant vingt-quatre heures sans diminution de leur énergie. On rencontre, du reste, à ce sujet des exceptions fort singulières, dont l'observation suivante nous donne un exemple.

Obs. II. — M. F..., âgé de dix-neuf ans, agriculteur du village le Vaud, près Nyon, avait eu deux pneumonies du côté droit, l'une à l'âge de treize ans, l'autre à quinze. Depuis cette dernière surtout, il lui était resté de l'oppression dès qu'il montait un escalier, il avait conservé une toux opiniâtre qui ne le quittait pas, même pendant les chaleurs de l'été. Cette toux n'était accompagnée que de peu d'expectoration, quelquefois striée d'un filet de sang. Lorsque j'ai examiné ce jeune homme dans le courant du mois de mars 1859, il y avait un peu de fièvre, le pouls était constamment à 96, on comptait

22 respirations par minute; à la percussion je constatai [illegible] dans la région sous-claviculaire droite; [illegible] le souffle n'est pas la respiration vési- culaire mais [illegible] moins distincte dans cette région que du côté gauche; [illegible] le bord du cœur [illegible] prolongé et [illegible] au point de [illegible].

Il [illegible] vingt-quatre à [illegible] pour voir la fin [illegible] entend [illegible] en plein succès; le côté [illegible] un peu en [illegible] la respira- tion [illegible]; l'expression [illegible] est aujourd'hui semaines de [illegible] parfaitement rétabli chez [illegible] dont il est pourtant malade.

Lorsqu'il voulut reprendre ses travaux de campagne,

il éprouva un accident bizarre : dès qu'il faisait un effort quelconque, les muscles de son thorax reprenaient spontanément la même roideur cataleptique qu'avait produite sur eux le courant galvanique, et il était obligé d'abandonner son travail pour toute la journée, parce qu'il lui aurait été impossible de se baisser. Ce n'est qu'au bout de quinze jours que ce singulier phénomène diminua peu à peu, et depuis cette époque ce jeune homme a constamment joui d'une parfaite santé.

Pendant tout le temps de leur durée, les contractions musculaires sont continues, elles ne présentent aucune intermittence ; ni le chaud, ni le froid, ni l'humidité atmosphérique, ni le contact des métaux ou autres bons conducteurs d'électricité, n'ont la moindre influence sur elles ; leur disparition s'opère si lentement, que la plupart des sujets ne savent donner aucun renseignement exact à cet égard.

En comparant les réponses d'un grand nombre de personnes, on trouve qu'en moyenne, depuis le moment que ces contractions commencent à s'affaiblir jusqu'à celui où elles ont complétement disparu, il s'écoule une ou deux heures de temps.

Si l'on pose les excitateurs à une certaine distance l'un de l'autre sur le corps, leur influence se fait sentir le plus fortement immédiatement sous chacun d'eux, et elle s'étend dans tous les sens, en diminuant d'intensité, de manière que le sujet finit par ressentir des contractions à deux endroits différents, sur une surface circulaire et d'un diamètre de 10 à 12 centimètres chacun. Il n'a pas été possible de localiser davantage cette influence du galvanisme, et il n'est pas probable qu'on y arrive jamais.

Cette forme circulaire que paraît avoir pour les malades la contraction musculaire est un phénomène très singulier, et il semble indiquer que la contraction peut se localiser dans une partie des muscles à grande surface.

Si, au contraire, on promène lentement les excitateurs sur une région quelconque du corps, ou en variant les places de leur application, on parvient à obtenir des contractions très uniformes dans tous les muscles. On peut ainsi fixer ceux du dos, comme dans le traitement des déviations de la colonne vertébrale, par exemple, pour lequel il devient alors inutile d'avoir recours à des corsets mécaniques ou à des lits à extension, comme on verra plus loin.

Il est encore singulier qu'en pareille circonstance, surtout lorsque les contractions sont très énergiques et lorsqu'elles se maintiennent pendant dix-huit à vingt-quatre heures, les malades n'en ressentent pas la moindre fatigue. On est cependant tout naturellement disposé à croire qu'une action aussi constante et aussi prolongée des fibres musculaires devrait nécessairement épuiser l'irritabilité ou la tonicité de ces organes, et amener une grande faiblesse ; mais l'observation prouve le contraire. On ne produit également pas dans ces muscles la moindre sensation douloureuse ou autre, surtout si l'on a eu soin de ne se servir que d'un courant dont l'intensité soit en rapport avec la sensibilité de l'individu.

Si, au contraire, on se sert d'un courant trop fort, ou bien si la surface condensante du courant d'induction est [illegible] petits, alors il arrive le mouvement, [illegible] ne pas dire [illegible] alors que [illegible] [illegible] qui [illegible] dans ce cas [illegible] [illegible] que [illegible] dans les [illegible] mais ne contredisez [illegible] se [illegible] aussi [illegible] après la galvanisation, et non pas à la [illegible] le [illegible] [illegible] de l'action [illegible]

[illegible] ne [illegible] peuvent [illegible] être [illegible] par ce moyen [illegible] [illegible] [illegible] [illegible] au [illegible] [illegible] [illegible] au bout [illegible] quelques [illegible] ils peuvent [illegible] de faire [illegible] remarquer que le [illegible] [illegible] des [illegible] [illegible] [illegible] [illegible] ils [illegible] dire [illegible] [illegible] [illegible] [illegible] les [illegible] [illegible] [illegible] [illegible] [illegible] [illegible] [illegible] [illegible] [illegible] [illegible] [illegible] [illegible] [illegible] à la galvanisation [illegible] [illegible] [illegible] [illegible] [illegible] [illegible] [illegible] [illegible] encore peu de [illegible] [illegible] de [illegible] surtout [illegible] qu'ils [illegible] ou les [illegible] avec vigueur [illegible] la secousse [illegible] dans les jambes.

[illegible] dernier [illegible] [illegible] [illegible] j'ai eu occasion de vérifier [illegible] [illegible] observation sur M. [illegible] [illegible] [illegible] [illegible] [illegible]

[illegible] longtemps [illegible] [illegible] [illegible] [illegible] [illegible]
[illegible] [illegible] [illegible] [illegible] [illegible]
[illegible] [illegible] [illegible] [illegible] [illegible]
[illegible] [illegible] [illegible] [illegible] [illegible]
[illegible] [illegible] [illegible] [illegible] [illegible]
[illegible] [illegible] [illegible] [illegible] [illegible]
[illegible] des [illegible] [illegible] [illegible] [illegible]
[illegible] [illegible] [illegible] [illegible] [illegible]
[illegible] fait la [illegible] [illegible] [illegible] [illegible]
[illegible] que je [illegible] [illegible] [illegible] [illegible]

On verra, du reste, plus tard, quelle influence favorable la galvanisation par influence peut exercer sur certaines névralgies qu'on traite ordinairement par des toniques, et j'ai trouvé dans les résultats obtenus une confirmation de ce que je viens d'avancer.

On obtient des contractions musculaires sur les enfants et sur les vieillards, sur les femmes aussi bien que sur les hommes; il n'y a, en général, point de différence entre les sujets quant aux âges et aux sexes: les uns exigent seulement un courant plus fort que les autres. J'ai cependant cru remarquer que chez les enfants et les jeunes gens, les effets du galvanisme se produisent généralement plus vite que sur les personnes âgées, mais qu'en revanche la durée en est moins longue.

Quant à ces fortes contractions musculaires qui sont plutôt une rigidité tétanique ou cataleptique, on réussit le plus souvent à les produire sur des hommes fortement constitués et de l'âge de vingt à quarante ans, dont le système musculaire est très développé, qui exercent des métiers exigeant beaucoup de force, qui travaillent au grand air et sont habitués à tous les changements de température.

Il est très remarquable que, lorsqu'on excite des contractions très énergiques dans les muscles dorsaux d'une personne pendant qu'elle se tient bien droite, non-seulement cette personne perde la faculté de s'incliner en avant, parce que ses muscles ne cèdent plus à leurs antagonistes, mais qu'elle soit également incapable de se courber en arrière, parce que ces mêmes muscles, qu'on devrait croire être simplement contractés, y mettent également obstacle.

Les malades comparent la sensation qu'ils éprouvent en tentant d'exécuter ce mouvement « à une barre de fer qui leur tient le dos et les reins ».

Il est possible d'obtenir cette rigidité sur des muscles étendus ou allongés, quoique cela paraisse presque impossible, car, lorsqu'après avoir relevé le dos d'un scoliotique, par exemple, ce qui ne peut avoir lieu qu'en allongeant les muscles du côté affaissé, on les met dans cet état de rigidité, alors, au lieu de se courber plus qu'à l'ordinaire, le malade s'affaisse au contraire moins ; il sent que cette rigidité le soutient, et l'on peut se convaincre de l'exactitude de cette assertion en mesurant exactement le malade avant et après la galvanisation. On trouvera plus loin une observation de ce genre qui contient les mesures exactes d'un malade avant et après ce traitement.

Avant de réunir les faits connus qui pourront servir d'explication à cette singulière action du galvanisme sur le corps humain, je dois insister sur le fait, qu'il ne s'agit en aucune façon de décharges du courant d'induction pris dans le sens ordinaire, et que le fluide agit également bien à travers les meilleurs isolateurs, tels que la soie, le verre, tout comme à travers les étoffes de coton, de laine, de toile, etc. On peut couvrir le corps de deux, de trois et même de plusieurs couches d'étoffe de soie parfaitement sèche, on obtiendra les mêmes résultats que lorsqu'on tient les excitateurs à une petite distance du corps, et que l'air atmosphérique seul sert d'isolateur.

Il y a peu de personnes qui n'éprouvent pas, sur des parties découvertes du corps, les effets du courant à une distance de 3 et de 5 centimètres. J'en connais d'autres qui les éprouvent à 15 et 20 centimètres.

Il ne faut cependant pas perdre de vue que plus la distance qui sépare les excitateurs du corps est grande, plus l'action galvanique perd de son énergie, et qu'en outre les étoffes de laine très épaisses empêchent presque complétement les contractions ou la rigidité de se produire.

Comme dernière preuve qu'il ne s'agit pas, dans ces cas, d'une décharge ordinaire d'un excitateur à l'autre, comme dans la faradisation, je dois encore mentionner ce fait, que l'on obtient très facilement les mêmes contractions et la même rigidité musculaire en ne faisant usage que d'un seul excitateur ; seulement il est nécessaire de prolonger plus longtemps la galvanisation que lorsqu'on les emploie tous les deux.

Des expériences, très souvent répétées sur un grand nombre de sujets, m'ont aussi prouvé que l'action est parfaitement identique, soit que l'on se serve de l'un ou de l'autre excitateur ; ils agissent tous deux avec une égale force et de la même manière.

Chacun de ces excitateurs agit séparément sur le système musculaire, et dans ce cas il ne reste qu'une explication possible, celle d'admettre qu'ils agissent par influence.

« J'avais reconnu, dit du Moncel, page 61 de l'ouvrage » déjà cité, que si l'on sépare deux lames métalliques par » une, deux ou trois épaisseurs de verres, non-seulement » le courant induit auquel ces lames métalliques servaient » de rhéophores n'était pas interrompu par cette inter- » position, mais qu'on pouvait encore charger une lame » métallique placée entre ces verres. J'avais même con-

» staté que la charge de cette lame interposée pouvait
» s'effectuer, *même s'effectuait plus énergiquement sous*
» *l'influence seule du pôle extérieur du circuit induit*, et
» qu'on pouvait le décharger avec un conducteur entiè-
» rement isolé du circuit. »

Dans cette dernière partie de l'expérience de M. du
Moncel, nous avons un seul rhéophore à large surface,
agissant à travers un corps isolant sur une lame métallique, qu'il charge évidemment par influence ; comme
dans ma méthode, il y a un excitateur chargé d'électricité
condensée, appliqué sur un vêtement également isolant
et agissant sur le corps humain, qui, lui aussi, est probablement galvanisé par influence, comme l'est la lame
métallique dans l'expérience que je viens de citer.

Mais cette galvanisation par influence produit dans le
système musculaire des phénomènes tout nouveaux, et
si différents de tous ceux que les décharges électriques
ou galvaniques produisent ordinairement, que pour s'en
rendre compte on est obligé de se demander, avant tout,
laquelle des différentes propriétés musculaires est ainsi
mise en jeu : est-ce l'irritabilité ? est-ce la tonicité ?

Les caractères particuliers de la première de ces deux
propriétés des fibres musculaires sont si peu en rapport
avec cette stabilité des contractions et de la rigidité qu'effectue la galvanisation par influence, et les caractères de
la tonicité ont tant de rapports avec elles, que je suis
tout naturellement conduit à admettre que ce nouveau
mode d'application du fluide induit agit plus particulièrement sur celle-ci, comme la faradisation excite l'irritabilité ; que la longue durée des contractions doit trouver

son explication dans la stabilité même de cette tonicité.

Dans les deux observations, n° XLIX et L, on verra que les ligaments relâchés du genou ont retrouvé leur élasticité sous l'action de cette espèce de galvanisation. Les ligaments sont cependant entièrement dépourvus d'irritabilité: mais si leur élasticité a quelque analogie avec la tonicité de la fibre musculaire, il n'y a dans ce rapprochement qu'une confirmation de plus de ma manière de voir

CHAPITRE III.

MANIÈRE DE DIRIGER LES TRAITEMENTS.

J'ai déjà eu occasion de dire que l'excitabilité musculaire et la sensibilité nerveuse varient beaucoup suivant les individualités, et que ces dispositions particulières nécessitent une grande précaution dans l'emploi de cette galvanisation. En se servant d'un fort courant sur une personne très sensible ou faible, on s'expose à la voir pâlir et à se trouver mal subitement au moment où l'on s'y attend le moins. Je ne crois pas que ces défaillances momentanées soient bien dangereuses, mais elles sont toujours désagréables et elles effrayent inutilement les malades. Il vaut donc mieux commencer par un faible courant, et en augmenter l'intensité si, au bout de sept à dix minutes, on n'obtient point de contractions.

Ce serait, du reste, une erreur de croire qu'un fort courant produit toujours plus vite et plus facilement ces effets qu'un courant faible. Il y a au contraire, pour chaque sujet, un degré particulier d'intensité le plus propre à produire les phénomènes musculaires, degré qu'il faut chercher en tâtonnant, et que l'on ne peut dépasser sans s'exposer à des inconvénients plus ou moins graves. Il est donc plus prudent de commencer, même avec des individus qui paraissent être très forts et très robustes, par un faible courant, et de sacrifier une ou deux séances à la recherche de l'intensité voulue et qui convient le mieux au malade.

A cet effet, je procède de la manière suivante :

Je commence par instruire le malade de ce qu'il doit ressentir, et comme presque tout le monde connaît la sensation que produit le faradisation, je lui explique qu'il ne s'agit pas d'un frémissement semblable; qu'au contraire il ne doit y avoir qu'une sensation de faible chaleur d'abord, accompagnée d'une sensation de contraction ou de tension dans les muscles; que par conséquent il doit fixer son attention sur ce point pour pouvoir me diriger dans les premières expériences. Si, au bout de quatre à cinq minutes, le malade n'éprouve pas de contraction distincte ou une chaleur très prononcée, il convient de s'assurer s'il n'y a pas déjà un léger vertige, des symptômes de congestion cérébrale, un sentiment de faiblesse et de défaillance, ou une chaleur répandue par tout le corps, accompagnée d'une transpiration plus ou moins abondante. Dans tous ces cas, il est absolument nécessaire d'interrompre à l'instant même la séance, et de remettre un nouvel essai au lendemain, ou mieux encore au surlendemain.

A la séance suivante, on fait usage d'un courant beaucoup plus faible, et l'on obtient presque toujours, de cette manière, les contractions ou la rigidité que l'on recherche, quoique avec des personnes d'un système nerveux aussi faible, il faille ordinairement galvaniser plus longtemps que sur d'autres.

Je commence habituellement ma première séance en disposant l'appareil de la manière suivante : Je sors le cylindre fendu de fer-blanc du trou de la bobine, mais je laisse fonctionner l'interrupteur dans toute sa vigueur. Si le courant que donne l'appareil ainsi disposé est encore trop énergique, ce qui est rarement le cas, je desserre, pour la séance suivante, le ressort de l'interrupteur jusqu'à ce qu'il vibre à peine, et je suis presque certain de ne pas avoir un courant trop fort. En serrant peu à peu ce ressort davantage, on trouve facilement le degré d'intensité qui convient le mieux à la personne.

Si, au contraire, le malade n'éprouve, au bout de quatre à cinq minutes, malgré toute son attention pour bien s'observer, ni contractions, ni vertiges, etc. : alors on peut augmenter l'intensité du courant en introduisant plus ou moins profondément le cylindre de fer-blanc dans le trou de la bobine. Je commence ordinairement par enfoncer à peu près le tiers de la longueur du cylindre, et si, après un nouveau laps de temps de cinq à six minutes, il n'y a pas encore de contractions, pas même le commencement d'un semblable symptôme, alors j'enfonce le cylindre aux deux tiers ou aux trois quarts, et si cela est encore insuffisant, je l'enfonce tout à fait.

Il est rare de rencontrer des sujets assez insensibles pour ne pas éprouver les effets voulus avec la première de mes machines, et que l'on soit obligé d'employer la seconde, plus forte et plus grosse, pour l'emploi de laquelle je n'ai pas de renseignements particuliers à donner; on procède avec elle comme pour la première.

Lorsque l'excitabilité musculaire d'une personne est connue par l'expérience de la première ou de la seconde séance, il s'agit alors de choisir le degré de contraction ou de rigidité qu'il convient de donner à ses muscles. Ceci est un point de la plus haute importance sur lequel je vais m'expliquer aussi clairement que possible.

À l'aide d'un courant très intense, on peut produire, sur un sujet d'une excitabilité musculaire bien prononcée, des contractions vigoureuses en fort peu de temps, en deux ou trois minutes à peine; mais on peut sur la même personne, en prenant un courant moins fort, et en galvanisant dix à quinze minutes, produire des contractions non moins vigoureuses, un peu différentes cependant des premières par leur nature.

Ces contractions obtenues par un trop fort courant sont accompagnées d'une sensation de raccourcissement des muscles, désagréable et fatigante, et qui laisse toujours après sa disparition une véritable lassitude, non-seulement dans les muscles qui en ont été le siège, mais dans tout le corps. Ces contractions n'ont ordinairement qu'une durée d'un quart d'heure seulement ou d'une à deux heures au plus. Celles qui sont produites par un courant plus faible ne sont pas accompagnées de ces symptômes désagréables, les muscles semblent plutôt être dans un état de rigidité avec sensation de bien-être et de vigueur inaccoutumés. Cette rigidité dure également et accompli plus longtemps que la première espèce de contractions: elle se maintient presque toujours huit à douze, fréquemment dix-huit à vingt-quatre heures; elle n'est accompagnée d'aucune fatigue. Tout l'organisme s'en trouve, au contraire, fortifié. J'ai souvent traité, comme je l'ai déjà dit, des personnes qui n'auraient pu entreprendre la plus petite promenade avant la galvanisation, et qui ont pu en faire de très longues sans se fatiguer dès les premières séances; comme il m'est aussi arrivé de donner des soins à des malades qui croyaient n'en avoir jamais assez pour leur argent et n'étaient contents qu'avec de très fortes contractions, ce qui les fatiguait au point qu'ils ne pouvaient presque plus se traîner, jusqu'à ce que je parvinsse à leur faire comprendre que ce n'est pas avec le *trop* qu'on guérit le *mieux*.

Les contractions produites par un courant trop fort irritent également le système nerveux, ce que l'on a souvent occasion d'observer dans le traitement des maladies de poitrine. Dans ces cas, la toux, qui diminue presque toujours quand l'intensité du courant est appropriée à la sensibilité de la personne, augmente au contraire quand cette intensité est trop grande.

L'excitabilité musculaire a une tendance continuelle à diminuer chez presque tous les malades dès que l'on est obligé de prolonger le traitement, et cette tendance est d'autant plus sensible qu'on a produit pendant plusieurs jours des contractions avec un courant très fort. Pour diminuer autant que possible cet inconvénient, voici comment j'ai le mieux réussi, après avoir cherché assez longtemps, pour l'éviter, à modifier mon procédé.

Après avoir déterminé dans les premières séances le

degré d'intensité qui convient au malade, je commence
la séance suivante par un courant un peu plus fort, que
je ne laisse agir que quelques minutes, jusqu'à ce que
les contractions commencent à s'établir. Alors j'en diminue l'intensité jusqu'au degré que j'ai trouvé être le plus
convenable pour le cas particulier, et quand la rigidité
musculaire commence à être établie, je diminue encore
une fois le courant pour finir la séance.

De cette façon, on maintient presque toujours l'excitabilité nécessaire au système musculaire pour pouvoir continuer les traitements aussi longtemps que les circonstances l'exigent. Si l'on n'observe pas cette précaution,
on est quelquefois obligé de l'interrompre, et l'on ne peut
le reprendre que lorsqu'après plusieurs jours l'excitabilité
est rétablie.

Il est également important de produire tous les jours
le même degré de rigidité musculaire, et de s'arrêter dès
qu'il est atteint. Rien n'use plus vite l'excitabilité de ces
organes que lorsqu'on les galvanise tantôt plus, tantôt
moins fortement, ou bien lorsqu'on veut les roidir tous
les jours davantage.

Cet épuisement de l'excitabilité musculaire n'est, du
reste, accompagné ni d'une diminution de l'irritabilité, ni
d'affaiblissement de la tonicité; les muscles continuent à
obéir à la volonté comme dans l'état de santé le plus
parfait, et dès qu'ils sont en repos, ils ne sont ni relâchés
ni flasques, on ne peut observer aucune différence sur
eux, et les malades ne savent en indiquer aucune.

En observant les précautions que je viens de citer, j'ai
plusieurs fois pu galvaniser tous les jours, pendant cinq

ou six mois, des personnes dont le traitement devait nécessairement être long, comme dans quelques cas de déviation de la colonne vertébrale, sans que ces malades
aient éprouvé la moindre diminution de leur excitabilité,
et sans que le système nerveux en ait non plus éprouvé
la moindre atteinte.

Mais, pour obtenir ces résultats, il est important de se
servir d'une pile d'une constance toujours régulière.
Après avoir commencé par me servir d'une petite pile de
Grove dont les dimensions sont indiquées plus haut, j'ai
successivement essayé à peu près toutes les autres : celle
de Daniell, celle de Smee, celle de Bunsen, mais je
suis toujours revenu à la première, à cause de la facilité de son entretien, et parce que sa constance de
trois ou quatre heures me suffisait parfaitement. On la
recharge tous les jours; mais pour avoir toujours le même
courant, il est nécessaire de prendre de l'eau un peu plus
acidulée pour les zincs, dès que ceux-ci commencent à
être rongés ou couverts d'oxyde. J'ai cru devoir mentionner cette circonstance, parce que l'amalgamation des
zincs ne suffit pas pour entretenir leur surface interne à
l'état métallique. En effet, non-seulement, après quelques
jours de service, l'amalgamation disparaît, mais l'action
combinée des acides et du courant y creuse de petites
excavations, la surface devient rugueuse, et il est impossible de les amalgamer de nouveau. C'est alors que la
surface se couvre d'une espèce de crasse qui diminue
l'action de l'eau acidulée et en même temps oppose une
résistance à la libre circulation du courant. On peut, dans
ces cas, néanmoins obtenir un très fort courant en les

plongeant dans une eau plus acidulée, mais les contractions arrivent néanmoins beaucoup plus difficilement que lorsque les zincs ont encore une surface bien propre et métallique. Il est donc nécessaire de les nettoyer et de les renouveler souvent, et pour cette raison aussi on ne peut pas profiter des piles plus constantes, dans lesquelles les zincs se crassent tout aussi promptement, et qu'il faudrait également nettoyer tous les jours.

§ 1. — Traitement des déviations de la colonne vertébrale.

Dès que j'eus découvert cette rigidité musculaire, je cherchai à en trouver une application utile, et quoique je ne me fusse jamais occupé d'orthopédie jusqu'alors, ma première pensée fut néanmoins d'essayer si l'on ne pourrait pas redresser des déviations de la colonne vertébrale en produisant des contractions dans les muscles du dos, du côté où ces organes paraissent être relâchés.

Connaissant une jeune personne scoliotique, je proposai à ses parents de faire un essai pour la redresser. Elle était, de plus, atteinte de somnambulisme naturel, et j'augurais de cette complication qu'elle serait assez excitable et que j'obtiendrais d'assez fortes contractions musculaires pour une expérience décisive.

Obs. III. — Mademoiselle V... 1, âgée de quatorze ans, grande et forte pour son âge, était réglée depuis seize mois, et c'est aussi depuis cette époque qu'elle était som-

(1) Cette observation ainsi que celle de M. B... a été publiée dans la brochure allemande.

nambule. Déjà, dans sa première enfance, elle avait été, au dire de ses parents, très scrofuleuse. À l'âge de sept ans, elle fut prise de convulsions périodiques, probablement la danse de Saint-Guy, qui durèrent, puis, pendant plusieurs mois et disparurent peu à peu sans traitement ni médecin. C'est depuis cette époque que sa mère a cru observer un développement important de tout le côté gauche du front et le commencement de la déviation de la colonne vertébrale. La mère de cette enfant prenait des bains froids dans l'Aar pendant la grossesse et avait des fréquents accès de névralgie en hiver et était constamment préoccupée du temps. De plus, la jeune fille se livrait depuis son enfance même à des exercices gymnastiques sous la direction d'un habile professeur.

En examinant le corps de cette jeune fille, je trouvai une déviation de la colonne vertébrale de la quatrième à la dixième vertèbre dorsale. C'était une déviation en courbe qui s'écartait de la circonférence de la ligne médiane du corps, mais la région cervicale n'y était pas, et une courbe complémentaire en sens inverse et à sa partie elle se trouvait dans la région lombaire. L'omoplate gauche était plus petite et plus basse que celle du côté droit.

Il y avait une différence considérable dans le développement des muscles, non-seulement de la colonne vertébrale, mais aussi des deux bras et des jambes. Pour les bras, cette différence était assez considérable, car le gauche surpassait en circonférence de beaucoup dans sa circonférence que l'autre.

Entre les deux côtés du buste, il y avait une différence plus considérable encore; car, en prenant une mesure

exacte depuis la huitième vertèbre jusqu'à la ligne médiane du sternum, je constatai que le côté droit mesurait
5 centimètres de plus que l'autre. Les muscles du côté
gauche, le long de la colonne vertébrale, étaient relâchés,
flasques et peu développés. Cette jeune fille se tenait toujours penchée vers sa droite, et, malgré tous les efforts
qu'elle faisait pour se redresser, elle ne pouvait y parvenir, tout le poids du buste continuant à être supporté
presque uniquement par la hanche et la jambe droite.
Pendant ces efforts, les muscles du côté droit de la colonne vertébrale se contractaient vigoureusement, tandis
que ceux du côté opposé restaient dans l'inaction, ce qui
m'indiquait assez clairement de quel côté je devais appliquer mon galvanisme.

Ma prévision se confirma heureusement : cette jeune
fille avait une excitabilité musculaire très prononcée, sans
laquelle je n'aurais pu réussir à produire des contractions
sur son dos, à cause de l'imperfection de mes appareils.
Elle était, de plus, très intelligente, et elle sut bientôt
faire la distinction entre les contractions produites rapidement avec un courant intense et la rigidité qui est ordinairement le résultat d'une galvanisation plus prolongée avec un courant relativement plus faible ; et c'est
cette dernière qui la soutint beaucoup mieux que la première.

Tous les matins je galvanisais la jeune fille de la manière suivante : Je lui relevais le buste en la soutenant
avec une de mes mains sous le bras gauche, et en exerçant une forte pression avec l'autre sur la partie la plus
saillante de la scoliose. De cette façon, j'obtenais un re-

dressement de la colonne vertébrale qui était très visible,
et, recommandant à la jeune fille de se maintenir aussi
bien que possible par ses propres forces, j'excitais dans
tous les muscles du côté droit une rigidité qui se prolon-
geait jusqu'au soir.

Comme il me fallait beaucoup de temps pour la produire, la malade s'affaissait souvent de nouveau, et j'étais
obligé de la relever à plusieurs reprises avant que j'eusse
atteint le but, à savoir : de maintenir la colonne vertébrale dans une meilleure position au moyen de la rigidité musculaire.

Au bout de dix jours, il y avait déjà une amélioration
visible dans le maintien de la jeune fille, même dans les
moments où les contractions avaient disparu. Je lui avais
fait quitter son corset pour qu'elle ne pût pas s'appuyer
dessus, et pour qu'elle fût au contraire obligée, en faisant
des efforts pour se redresser, de contribuer à conserver
sa rigidité.

Dès que j'eus acquis la conviction que ce traitement
avait eu un résultat, quoique bien petit encore, je le mo-
difiai en ce sens que je galvanisai également les muscles
du thorax du côté gauche pendant que la malade faisait
tous ses efforts par dilater sa poitrine. Elle trouva que
cela contribuait sensiblement à la soutenir, qu'elle se
tenait plus facilement droite, et je continuai de cette façon,
en galvanisant d'abord le côté droit du dos pour redresser autant que possible la colonne vertébrale, ensuite
toute la partie gauche du thorax en avant, comme en
arrière et sur les côtés.

A la fin du mois de décembre, c'est-à-dire après un

traitement de sept semaines environ. J'eus un résultat plus que satisfaisant : car non-seulement la colonne vertébrale était devenue droite, mais aussi la forme du thorax s'était améliorée, au point que la différence de 5 centimètres qui existait entre le côté droit et le côté gauche se réduisit à un centimètre seulement. Les muscles du côté gauche du tronc et des membres avaient pris un tel développement qu'on ne pouvait plus trouver d'autre différence que celle qui existe chez presque tout le monde.

Le [illegible] paraît avoir également [illegible] une influence salutaire sur le système nerveux, car [illegible] que la faiblesse perdit peu à peu pendant le traitement, et il n'en parut pas depuis. La guérison de la déviation de la colonne vertébrale s'est parfaitement maintenue. La première application de ma découverte eut donc un plein succès. Mademoiselle V... s'est mariée depuis, et elle a toujours joui d'une parfaite santé.

Il n'y avait eu, dans ce cas, aucune espèce de contraction spasmodique de muscles qu'on aurait pu accuser d'avoir causé la scoliose.

Ceux du côté gauche étaient, au contraire, flasques et [illegible] comme [illegible] les force ordinairement après une longue inaction, tandis que [illegible] du côté [illegible] bien contractés et fermes [illegible] comme ces organes se prê[illegible] lorsqu'on [illegible] les [illegible] au droit [illegible]

C'[illegible] il [illegible] cependant [illegible] qu'il fallait chercher à [illegible] difficilement, car ce n'était qu'[illegible] [illegible] de la [illegible] qui [illegible] ni redresser la colonne vertébrale.

Quelle était alors la résistance inaccoutumée qu'ils

avaient à vaincre, puisque leur action, en apparence toute normale, était devenue insuffisante ?

J'ai cru avoir trouvé une explication satisfaisante dans le raisonnement suivant.

Une personne qui se tient debout, bien droite, porte le poids de la partie supérieure de son corps, c'est-à-dire le poids de la tête, des deux bras et du buste, dans un parfait équilibre sur ses deux hanches et sur ses deux jambes. Il lui est cependant impossible de rester longtemps dans cette position ; la fatigue l'oblige de chercher à reposer successivement, tantôt l'un, tantôt l'autre côté du corps. En fléchissant alors une jambe, la gauche, par exemple, et en reportant le poids du buste sur la hanche droite, elle est obligée d'incliner légèrement la colonne vertébrale pour ne pas trop perdre l'équilibre. Les muscles du côté gauche du dos sont alors en repos, et ils peuvent se relâcher. Si les muscles du côté droit se relâchaient également et en même temps, le tronc s'affaisserait sur lui-même, comme ferait un cadavre auquel on chercherait à donner une position semblable ; la colonne vertébrale se plierait en deux, en déviant du côté droit. *C'est donc l'action des muscles du côté droit de la colonne vertébrale qui seule résiste au poids assez considérable du buste et de la tête.* C'est aussi à peu près ce qui se passe dans les scolioses dès leur commencement ; une prédisposition particulière à cette infirmité étant si générale, qu'on a lieu de s'étonner de ne pas la voir encore plus répandue qu'elle ne l'est.

On sait que la main et le pied gauches sont presque toujours plus petits que la main et le pied droits. Ce que l'on admet moins généralement, c'est qu'il en est de même pour la poitrine elle-même, pour les muscles du dos qui sont, du côté gauche, moins développés que ceux du côté droit; qu'en un mot toute la moitié gauche de notre corps est plus petite et plus faible que l'autre. La cause de cette singularité se trouve dans un développement inégal des deux hémisphères du cerveau, dont celui qui correspond au côté gauche est presque toujours plus petit que l'autre.

On sait, en outre, que nous ne possédons, pour ainsi dire jamais la même dextérité dans les deux mains, que la gauche est généralement plus maladroite que l'autre, la jambe gauche plus faible que la droite, etc.

Il n'y a d'exception à cette observation générale que pour les gauchers, chez lesquels toutes les proportions sont renversées.

Il est dès lors bien naturel que la partie du corps qui est si visiblement la plus faible se fatigue aussi plus vite, surtout à l'époque du plus fort développement du corps, à l'âge de la puberté. Aussi voit-on que les jeunes filles se tiennent presque toujours mal. Debout, elles s'appuient sur une jambe, et laissent le haut du corps s'affaisser, en imitant ainsi plus ou moins complétement la pose des scoliotiques; assises, elles se tiennent également sur une hanche, soit en écrivant, soit en faisant des ouvrages à l'aiguille. Plus ces jeunes personnes sont fatiguées, plus elles se tiennent mal, et peu à peu cela devient une telle habitude, qu'elles ne s'en aperçoivent plus elles-mêmes. Si on le leur rappelle, elles l'oublient aussitôt que leur attention est tournée vers un autre sujet, et elles s'affaissent de nouveau par habitude autant que par faiblesse.

Cette habitude peut considérablement augmenter la prédisposition à la scoliose, parce qu'elle favorise le relâchement, et par conséquent la faiblesse des muscles, qui sont déjà, dès leur origine, moins vigoureux, et obligent par cela même ces personnes à se jeter du côté opposé.

Il est cependant probable que, dans bien des cas, un ramollissement rachitique détermine en dernier lieu la déformation de la colonne vertébrale, parce que le corps des vertèbres se laissant alors comprimer, ces os perdent leur forme primitive.

Il en est de même des côtes : celles qui correspondent à la concavité de la déviation sont obligées de suivre le mouvement de la colonne vertébrale, et par conséquent de s'allonger en perdant peu à peu leur courbure normale. Les côtes correspondantes du côté convexe de la scoliose sont au contraire refoulées, et se courbent outre mesure à leur extrémité vertébrale. Cette déformation du thorax peut-elle avoir lieu peu à peu et dans quelques cas sans un ramollissement rachitique plus ou moins prononcé ? Il faut presque le supposer : car on trouve un bien grand nombre de jeunes personnes atteintes d'un commencement de scoliose, et sur lesquelles il serait cependant impossible de constater d'une manière certaine les symptômes de cette maladie du système osseux ; il reste alors probable que, dans ces cas, l'équilibre du corps étant détruit et les muscles du dos ne pouvant plus supporter suffisamment le buste, le poids de ce dernier est

assez considérable pour déformer, non-seulement les vertèbres, mais aussi les côtes, qui cèdent peu à peu à la
pression exercée sur elles.

D'après ce principe, je commence presque toujours
mes traitements en faisant comprendre aux malades qu'ils
portent tout le poids de leur buste d'un seul côté, et que,
pour se redresser, ils doivent eux-mêmes y contribuer en
cherchant à se porter davantage sur la ligne médiane.
Ensuite je les aide à se redresser comme je l'ai indiqué
pour mademoiselle V...., avant de les galvaniser, et s'ils
viennent à se réaffaisser pendant l'application du fluide
induit, j'interromps mon opération pour les redresser
de nouveau. Il est souvent nécessaire d'y revenir plusieurs fois dans une seule séance, au commencement du
traitement surtout ; mais bientôt, dès que les muscles du
dos commencent à se fortifier un peu, les malades appren-
nent à se relever eux-mêmes, et il n'est plus nécessaire
de les aider : il suffit de le leur rappeler, si par inattention
ils l'ont oublié.

L'observation suivante est de toutes celles que je pos-
sède la plus propre à donner une juste idée de ce qui se
passe chez un scoliotique, non-seulement pendant que
cette difformité est en voie de progrès, mais aussi pendant
le traitement.

Obs. IV. — M. B..., âgé de vingt-huit ans, emboîteur,
vint me trouver au commencement du mois de mars 1854,
parce que le hasard lui avait appris que je venais de guérir
la jeune demoiselle V...., et il me supplia de vouloir
également entreprendre son traitement ; mais sa difformité, qui datait déjà de dix ans, était si considérable, que

je fus obligé de lui déclarer qu'il n'y avait aucun espoir
de guérison. Il persista néanmoins dans sa demande, et
affirma qu'il se trouverait très heureux si je pouvais
arrêter les progrès que faisait encore constamment sa
difformité, et si je parvenais à donner un peu plus de
force à son dos.

M. B...., qui, à part sa scoliose, jouissait d'une excellente santé, avait la plus grande peine à faire une petite
promenade, parce qu'il ne pouvait presque plus porter le
poids de son buste, et était continuellement obligé de se
soutenir avec la main, soit en cherchant un point
d'appui soit sur la table, la gauche, soit dans la poche de
son pantalon [illegible] avait avec elle [illegible] et s'appuyer
[illegible] ne pouvait presque plus [illegible] dans cette position, il avait [illegible] de telle sorte que sa respiration
commençait à devenir excessivement difficile, mais qu'il
ne pouvait pas [illegible] qu'un petit [illegible] très [illegible]
en face de son estomac, [illegible] complètement par la
poche [illegible] ayant pris une telle proportion, qu'il
n'avait presque plus de cou et que sa tête [illegible] inférieure
reposait presque sur les clavicules. Plus j'hésitais à entreprendre le traitement, plus ses infirmités [illegible] augmentaient
et le seule [illegible] faire ce [illegible] que je fis, [illegible] par
éviter en déclinant d'avance toute responsabilité en cas
de non réussite.

Le traitement fut commencé le 1er avril 1854. Le malade se trouvait alors dans l'état suivant : il était pâle et
maigre, et il avait au plus haut degré l'expression carac-
téristique que donne la difformité scoliotique ; toutes les
fonctions étaient du reste dans un état normal, sauf la

respiration, qui n'était cependant gênée que par le mouvement.

A partir de la deuxième vertèbre dorsale, il y avait une déviation à droite, s'étendant jusqu'à la région lombaire. En traçant une ligne médiane entre ces deux extrémités de la courbe, on trouvait le bord interne de la colonne rachidienne, à la hauteur de la septième ou huitième vertèbre, dévié de 4 pouces et demi ou de 13 centimètres environ. Je dis *le bord* de la colonne rachidienne, parce que la difformité était telle, qu'à cet endroit les vertèbres étaient cachées sous les côtes droites qui, à leur tour, s'étaient recourbées à un tel point, qu'elles formaient une espèce de crête le long de l'échine. Du côté gauche, elles avaient perdu leur courbe, leur extrémité articulaire était cachée sous les vertèbres, et en s'allongeant, elles avaient laissé un creux dans lequel était venu tomber l'omoplate, en perdant son point d'appui normal.

Dans la partie cervicale existait une courbe complémentaire très prononcée qui forçait le malade à porter sa tête presque entièrement sur son épaule gauche. Cette courbe avait de plus considérablement diminué la longueur du cou, et contribuait sans doute à gêner la respiration.

Dans la région lombaire, il y avait une courbe complémentaire correspondante qui était plus fortement accusée encore par une inégalité de longueur des deux extrémités inférieures; la jambe droite étant d'un pouce plus courte que l'autre, le bassin inclinait nécessairement vers la droite. Cette courbe avait tellement raccourci la taille que, du côté droit, les fausses côtes couvraient en grande partie la crête de l'os iliaque, et les frottements que la marche causait entre ces os faisaient cruellement souffrir le pauvre malade.

Le buste de M. B... était en outre tellement penché à droite, qu'une ligne perpendiculaire partant de la première vertèbre dorsale tombait à 8 centimètres à droite de la ligne médiane de l'os sacrum; tout le poids reposait par conséquent uniquement sur la droite du corps.

Relativement au début de sa maladie, M. B... racontait que jusqu'à l'âge de dix-sept ans, il avait été parfaitement bien conformé (je crois qu'il faut en excepter l'inégale longueur des extrémités inférieures : qu'à cette époque il a commencé à éprouver une grande faiblesse; que ce n'est qu'alors qu'il commença à se jeter de côté, et que sa difformité a pris un développement très rapide pendant les six premiers mois.

Il paraît que depuis ce moment il y a eu, sans cause connue, un temps d'arrêt presque subit dans le ramollissement des os, qui avait été, à n'en pas douter, la cause principale de sa scoliose.

M. B... n'avait jamais consulté de médecin; le mal s'était arrêté comme il était venu, sans cause apparente, et il était impossible de recueillir des renseignements plus précis.

Lorsque je le questionnai sur ce sujet, le malade croyait cependant se rappeler distinctement qu'au début de sa difformité, il s'étonnait lui-même de se sentir obligé de s'incliner à droite pour être moins fatigué par la marche aussi bien que par son travail à l'établi; mais il ne se doutait pas du tout alors qu'il se tenait si mal et qu'il devenait bossu.

Je rapporte ici les souvenirs de ce malade, parce qu'ils semblaient confirmer ma manière de voir sur les premières causes de la scoliose; et il est probable que chez M. B... le raccourcissement de la jambe droite a puissamment contribué à le jeter de côté.

On voit, en effet, très fréquemment les personnes qui ont une jambe plus courte que l'autre s'appuyer constamment sur celle-ci, et porter le poids du bras principalement sur ce même côté, tandis qu'elles fléchissent un peu la jambe plus longue en relâchant en même temps les muscles correspondants du dos.

Dans le but de mieux observer les progrès constants, quoique presque insensibles de sa difformité, M. B. avait fait établir contre une des parois de sa chambre à coucher une mesure comme celles que l'on voit ordinairement dans les bureaux des passe-ports, et il se mesurait journellement le matin et le soir d'une manière très exacte.

Les quinze derniers jours qui précédèrent le commencement du traitement, M. B... mesurait le matin au moment de sortir de son lit et avant de s'habiller, 4 pieds 10 pouces et 6 lignes; le soir, lorsqu'il allait se coucher, il mesurait 4 pieds 9 pouces 4 lignes; et s'il avait fait dans la journée une course un peu longue, ou s'il était plus fatigué que d'habitude, 4 pieds 9 pouces seulement. L'affaiblissement des muscles par la fatigue de la journée avait, comme on voit, une grande influence sur l'affaissement du corps.

L'excitabilité musculaire de M. B... était moins prononcée que celle de mademoiselle V...; et quoique j'eusse
un appareil un peu plus puissant que le premier, il me
fallait néanmoins une galvanisation de trente minutes
pour obtenir une rigidité musculaire suffisante pour soutenir un peu le malade. Aussi me contentai-je de galvaniser les muscles du côté droit, le long de la colonne
vertébrale, et j'abandonnai l'idée de dilater la poitrine
du côté gauche.

M. B... étant obligé de continuer son travail, avait
fait élever son établi afin de pouvoir se tenir plus droit
pendant la journée. La rigidité musculaire se maintint,
malgré un travail assidu de toute la journée, depuis neuf
heures du matin jusqu'au soir.

La première semaine du traitement ne pouvait naturellement pas fournir un résultat bien appréciable; le
malade crut cependant avoir observé que les efforts répétés que je faisais à chaque séance pour le relever avaient
contribué à donner à sa colonne rachidienne un peu plus
de mobilité. Vers les derniers jours de la semaine, M. B...
se sentait un peu fortifié; il était moins fatigué le soir, et
le lendemain, à son lever, il n'était plus obligé de s'appuyer aussi longtemps contre son lit ou sur une table pour
laisser son buste s'affaisser; il s'habillait moins difficilement qu'autrefois.

Vers la fin de la seconde semaine, M. B... crut porter
sa tête plus librement, le foulard qu'il nouait autour de
son cou se trouvait moins comprimé, et il commençait à
marcher un peu plus facilement. Les trois derniers soirs
de cette seconde semaine, il mesurait 4 pieds 9 pouces

5 lignes et demie ; il s'affaissait par conséquent d'une demi-ligne de moins qu'avant le traitement.

Pendant la troisième semaine, sa longueur augmenta encore, car il mesurait le matin 4 pieds 10 pouces 9 lignes, ce qui fait une augmentation de 3 lignes ; le soir, il mesurait 4 pieds 9 pouces 9 lignes, autre augmentation de 5 lignes. Il s'affaissait donc pendant la journée de 12 lignes seulement, au lieu de 14 à 18.

Il paraissait à M. B... que ses fausses côtes s'entre-croisaient moins avec la crête de l'os iliaque ; il n'avait plus besoin de s'appuyer si fortement avec sa main gauche lorsqu'il marchait ; il pouvait entreprendre de plus longues promenades ; il se trouvait moins fatigué le soir, etc.

Le traitement fut donc continué, puisqu'il promettait un résultat satisfaisant, et à la fin du second mois il y avait une amélioration sensible ; le cou était réellement allongé, le buste était un peu moins jeté de côté. M. B... mesurait le matin 4 pieds 11 pouces, et le soir 4 pieds 10 pouces.

Cette amélioration fit des progrès pendant tout le mois de juin, à la fin duquel la mesure du matin avait atteint le chiffre net de 5 pieds et celle du soir 4 pieds 11 pouces 6 lignes. En comparant ces mesures avec celles du commencement du traitement, on trouve une différence de 26 lignes en faveur de celles du soir. La déviation de la courbe dorsale avait un peu diminué, mais le redressement s'était opéré dans les courbes complémentaires de la région cervicale et lombaire plutôt que dans celle-là, qui résistait davantage à mes efforts.

Les deux mois d'août et de septembre ne donnèrent qu'un faible résultat, car, à la fin de ce dernier, M. B... mesurait le matin 5 pieds 4 lignes, et le soir 5 pieds tout juste. Ces deux mois de traitement n'avaient donc donné qu'une amélioration de 6 lignes, et comme il y avait peu d'espoir d'obtenir un redressement plus considérable, on l'abandonna complétement.

Pendant ces six mois que je l'ai galvanisé, M. B... s'est allongé de 32 lignes ; résultat qu'il n'aurait osé espérer, et qui était d'autant plus précieux pour lui, qu'il s'est très bien maintenu, car il ne s'est pas réaffaissé depuis.

Ce sont les deux déviations complémentaires du cou et des lombes qui se sont redressées plutôt que la grande et principale courbure du dos ; car, pour que celle-ci eût pu céder, il eût fallu également redresser les côtes trop recourbées du côté droit, et rendre leur forme primitive à celles du côté gauche. On comprend donc que dès que le thorax est déformé, toutes les côtes ensemble opposent à la guérison complète de la scoliose une résistance invincible pour tous nos moyens d'action.

J'ai obtenu des résultats semblables dans plusieurs cas de ce genre dont j'avais entrepris le traitement dans l'unique dessein d'arriver à une amélioration seulement ; espérant pouvoir rendre aux malades assez de force et de vigueur dans les muscles du dos pour qu'ils pussent se passer des corsets qu'ils avaient été obligés d'adopter pour ne pas s'affaisser outre mesure, et sans lesquels ils n'auraient pas pu faire quinze minutes de chemin. J'ai réussi dans tous ces cas ; plusieurs de mes malades m'ont donné depuis des nouvelles favorables sur le maintien de l'amélioration que je leur avais procurée.

Si les anciennes scolioses, avec déformation du thorax, sont des faits accomplis contre lesquels le nouveau procédé galvanique échoue, il n'en est pas de même des cas récents et de ceux qui n'ont que légèrement recourbé les côtes, car on en obtient la guérison facilement et complètement, dans un temps généralement assez court.

Obs. V. — M. N..., étudiant en théologie, de Zürich, âgé de vingt-quatre ans, avait, depuis sa première jeunesse, une scoliose du côté droit, avec une légère déformation du thorax.

Il vint à Genève pour suivre mon traitement galvanique en novembre 1857. M. N... était peu sensible; mes appareils produisirent en lui de faibles contractions qui cependant existaient indubitablement, car le malade sut très bien faire la différence de son maintien lorsqu'il était galvanisé ou non. Aussi le traitement marchait-il lentement, et ce ne fut qu'au bout d'un mois qu'on put se convaincre que M. N... commençait à se tenir plus droit.

Le traitement fut continué jusqu'au 30 janvier 1858, époque à laquelle la colonne vertébrale était parfaitement droite; mais la déformation du thorax, c'est-à-dire la courbure inégale des côtes des deux côtés, s'était maintenue, et pour cette raison et à son propre point de vue, le jeune homme ne se trouvait pas complètement guéri.

J'ai eu souvent l'occasion de constater que tous les scoliotiques se font une idée exagérée de leur difformité, et qu'ils sont très malheureux dès qu'en se tâtant avec le revers de leur main, ils trouvent la moindre inégalité dans la grosseur ou dans la proéminence des omoplates. Il en était de même du jeune M. X...., car, quand il se tenait debout, on n'apercevait extérieurement presque rien de sa scoliose ; mais il suffisait que, déshabillé, il vît, en se tenant de côté devant une glace, une omoplate un peu plus grosse que l'autre, et que le toucher lui confirmât ce qu'il avait vu, pour le rendre malheureux. On avait beau le placer entre deux glaces pour lui faire voir et pour lui prouver que sa colonne rachidienne était parfaitement droite, et que, vêtu, on n'apercevait pas la moindre difformité, rien ne pouvait le tirer de l'idée qu'il était toujours difforme, et par conséquent exposé à être remarqué par tout le monde.

Obs. VI. — Il en était de même de mademoiselle L..., âgée de vingt ans, d'une excellente constitution, née de parents très bien conformés. Elle avait graduellement, depuis l'âge de la puberté, une scoliose du côté droit, avec des courbures complémentaires dans les parties cervicales et lombaires. Chez cette demoiselle il y avait, comme chez mademoiselle X...., un amaigrissement assez notable des muscles du côté gauche et une déformation des côtes correspondantes au degré de la scoliose ; aussi l'omoplate gauche était-elle tombée dans une espèce de creux que formait la partie postérieure du thorax. Mademoiselle B... commença son traitement le 1er mars 1858, et pendant tout ce mois-là elle prit chaque jour une séance ; ses muscles se roidirent facilement, et l'on vit bientôt une amélioration considérable dans son maintien, bien qu'elle fût presque uniquement occupée à dessiner.

Au commencement d'avril elle alla s'établir à la campagne avec ses parents, et dès cette époque elle ne prit plus que trois séances par semaine. Quoiqu'elle eût à faire une heure de chemin à pied pour venir, et une heure pour s'en retourner, elle se trouva néanmoins excessivement fortifiée. Elle mit une persistance admirable à se faire traiter, et sa mère eut la satisfaction de voir la colonne vertébrale de sa fille se redresser complétement.

Mais la jeune personne n'était rien moins que satisfaite, car elle se crut toujours aussi bossue après qu'avant le traitement. Celui-ci fut abandonné à la fin du mois d'août, lorsque j'eus constaté que la colonne rachidienne était parfaitement droite et qu'il ne restait qu'un peu de difformité du thorax, c'est-à-dire que les côtes étaient un peu plus fortement courbées à droite qu'à gauche.

Peu de temps après, mademoiselle B... alla au bal, et non-seulement elle porta très bien sa toilette, mais elle se tint également parfaitement droite pendant toute la soirée, et sa mère eut la bonté de m'en exprimer toute sa reconnaissance.

Dans le mois de décembre 1859, environ dix-sept mois après son traitement, madame B... me fit appeler de nouveau auprès de sa fille, qui se plaignait de douleurs et de fatigues dans le dos, prétendant que la scoliose faisait de nouveaux progrès. Mais aussitôt que mademoiselle B... fut déshabillée, sa mère put aisément se convaincre que la colonne rachidienne était restée parfaitement droite. Les douleurs et la fatigue que mademoiselle B... ressentait dans le dos étaient uniquement dues à un état de chlorose qui s'était déclaré depuis quelque temps.

Obs. VII. — Mademoiselle X.... âgée de seize ans, née de parents bien portants et d'une excellente conformation, avait, dès sa naissance, la jambe gauche plus courte que la droite, et cette disproportion s'était naturellement maintenue malgré le développement, du reste parfaitement normal, de son corps. Mademoiselle X...., très grande pour son âge, était réglée depuis deux ans. Sa jambe gauche mesurait un pouce et demi de moins que la jambe droite ; son bassin était par conséquent incliné à gauche et avait amené une courbure du même côté dans la région lombaire de sa colonne vertébrale. On avait longtemps fait porter à la malade des corsets de fer sans en obtenir un résultat favorable. Mon premier soin fut de lui faire faire un talon d'un pouce et demi de hauteur dans l'intérieur de sa bottine gauche, dans le but de corriger l'inclinaison du bassin. Je fis en même temps déposer le corset de fer, que je fis remplacer par un corset ordinaire, espérant que lorsque le bassin aurait repris sa position horizontale, la déviation de la colonne vertébrale, qui n'avait pas d'autre cause apparente, disparaîtrait peu à peu sans autre traitement. Mes prévisions ne se réalisèrent pas, et comme au bout d'un mois il n'y eut point d'amélioration, je proposai aux parents d'essayer le galvanisme. Le traitement fut commencé le 15 juin 1858. La jeune fille était assez sensible : j'obtins sur elle une rigidité énergique qui promit une prompte réussite ; mais comme la malade demeurait à la campagne, je ne la fis venir que trois fois par semaine. J'obtins la guérison

de cette déviation, mais avec beaucoup plus de peine que
je n'avais cru d'abord, car, à mon grand étonnement, il
me fallut galvaniser mademoiselle X… pendant deux mois
et demi au lieu de quatre ou cinq semaines, comme je
l'avais espéré. Il est bien entendu qu'elle ne pourra jamais
se passer de son talon dans la bottine gauche, si elle ne
veut pas s'exposer à une rechute.

Obs. VIII. — Mademoiselle S…, âgée de quatorze ans,
d'une grandeur moyenne pour son âge, peu développée,
mais très intelligente, était destinée par sa mère à devenir
institutrice, et l'on cherchait à lui donner une éducation
soignée. Il n'y avait jamais eu dans sa famille aucune
scoliose, et la jeune demoiselle S… avait toujours joui
d'une excellente santé. Ce n'est que depuis environ un
an, probablement trop fatiguée par de nombreuses leçons,
qu'elle commença à se tenir mal et à se pencher du côté
droit. Sa mère me l'amena au commencement du mois
de mars 1859, et je constatai l'état suivant :

Les extrémités inférieures étaient d'une longueur parfaitement égale; le dos présentait une courbure à droite,
depuis la seconde vertèbre dorsale, comprenant toute la
région jusqu'à la première vertèbre lombaire et déviant
de la ligne médiane de 4 centimètres environ; les courbures compensatrices étaient peu prononcées, la forme
des côtes n'avait pas encore subi d'altération considérable; l'épaule droite était à peine un peu plus proéminente
que la gauche. Je commençai le traitement le 14 mars
1859. Mademoiselle S… avait une sensibilité moyenne,
elle supportait facilement un fort courant, et les roideurs
obtenues sur son dos se maintenaient pendant six heures.

Elle prit tous les jours une séance et fit de rapides progrès. Au bout d'un mois sa guérison était complète.

Obs. IX. — Mademoiselle F..., âgée de quinze ans, petite et frêle, peu développée, demoiselle de magasin chez un marchand de nouveautés, où elle n'était cependant pas trop fatiguée, avait commencé à se pencher du côté droit, à ce que m'affirmait sa mère, depuis sa sortie de l'école seulement. Sa déviation commençante était en tout point semblable à celle de mademoiselle S..., et je n'aurais peut-être pas cité cette observation, si je n'avais eu à mentionner la force de volonté toute particulière de cette jeune fille.

A la première séance galvanique, je lui expliquai, comme je fais du reste toujours, comment elle devait se tenir et se porter, et lui fis comprendre que par sa volonté elle pouvait contribuer à une plus prompte guérison. Son excitabilité musculaire n'était pas très considérable ; elle eut une rigidité bien prononcée, mais pas assez forte cependant pour présumer qu'elle durerait plus de six à huit heures. Je ne fus donc pas peu étonné de voir arriver le lendemain, pour sa seconde séance, mademoiselle F... se tenant droite comme si les muscles de son dos fussent encore le siège d'une forte roideur. Je la questionnai à ce sujet, et elle me répondit que l'effet du galvanisme s'était maintenu jusqu'au soir, mais que lui ayant recommandé de se tenir toujours très droite, ainsi que je lui avais montré, elle voulait l'établir exactement. Elle tint parole, et son traitement eut un tel succès, qu'après un mois elle était parfaitement guérie.

Obs. X. — Mademoiselle L..., âgée de treize ans, frêle

et petite pour son âge, peu développée, vint me trouver, dans le courant du mois de juin 1859, pour une déviation scoliotique du côté gauche, avec courbures complémentaires dans les régions cervicales et lombaires. La difformité de cette enfant ne s'était montrée que depuis six mois environ, au dire de sa mère, et elle avait fait peu de progrès. La cause de cette déviation était apparemment un raccourcissement de la jambe droite, qui mesurait un pouce de moins que l'autre.

Mademoiselle L... avait l'habitude de se jeter sur son côté gauche, debout comme assise, évidemment par instinct, pour faire porter aussi peu que possible le poids de son buste sur le côté droit, affaibli et moins développé que l'autre.

Le traitement de mademoiselle L... fut dirigé comme tous les précédents, et sa scoliose n'étant pas très avancée, elle fut guérie en six semaines. Les muscles du côté droit avaient repris beaucoup de vigueur; ainsi que dans l'observation de mademoiselle V.... ils s'étaient considérablement développés dès qu'ils furent mis en action.

J'ai eu occasion de traiter un certain nombre de cyphoses sur lesquelles j'ai obtenu les mêmes résultats que pour les scolioses; le succès dépend, comme pour celles-ci, de la forme et du degré de leur développement. On peut distinguer deux formes de cyphoses, suivant que l'affection embrasse un plus ou moins grand nombre de vertèbres, et suivant la déformation qu'elle imprime au thorax. Dans la première de ces formes, la presque totalité de la partie dorsale de la colonne vertébrale est fortement courbée en arrière, et elle forme le dos rond ou le dos voûté, comme on appelle vulgairement cette difformité. Dans ces cas, la partie antérieure du thorax est très rentrée, et occasionne assez fréquemment des maladies des organes de la respiration, tels qu'asthmes, catarrhes chroniques et assez souvent la phthisie.

La seconde forme se distingue par la déviation presque coudée, qui est due, dans la plupart des cas, soit à une inflammation, soit à un ramollissement d'un petit nombre de vertèbres. Aussi, dans cette seconde forme, le thorax prend-il un développement en sens contraire de celui qu'il subit dans la première, et, au lieu d'être rentré, il devient saillant dans sa partie antérieure, de manière que beaucoup d'individus paraissent avoir une seconde bosse sur le sternum.

De la première espèce de ces cyphoses, j'ai traité plusieurs cas, et tous se rapportent à des personnes âgées de trente-cinq à cinquante ans.

Obs. XI. — Mademoiselle M..., âgée de trente-six ans, domestique, avait le dos très voûté et la poitrine complétement plate; les épaules tombaient en avant, et il lui était impossible de se redresser complétement. Le cou était très raccourci par une lordose complémentaire. Mademoiselle M... toussait fréquemment, et elle était sujette à de l'oppression, surtout lorsqu'elle montait les escaliers. A l'auscultation, je ne pus découvrir que les symptômes ordinaires du catarrhe chronique.

J'ai commencé son traitement le 15 mars 1858, de la

manière suivante : En saisissant la malade par la tête, je cherchai à redresser son cou et son dos en la relevant autant que possible et en lui recommandant de s'allonger de toutes ses forces. Je produisis ensuite la rigidité musculaire sur toute l'étendue de son dos et dans les muscles de la région cervicale. Après cette première opération, j'en fis autant sur la surface antérieure du thorax, en priant ma malade de relever la poitrine et de la dilater par des aspirations fortes et profondes.

A la fin de la première semaine du traitement, mademoiselle M... put se redresser plus facilement; la tête était moins enfoncée dans les épaules, la respiration était un peu plus libre, et les aspirations devenaient évidemment plus profondes. Il semblait aussi à la malade qu'elle toussait un peu moins.

Après quinze jours de traitement, l'amélioration de son maintien était visible pour tous ceux qui l'entouraient; l'oppression avait presque entièrement cessé, la toux était devenue rare, la malade se sentait beaucoup plus forte.

Au bout d'un mois, mademoiselle M... fut obligée de faire changer tous ses vêtements; le devant de ses robes la serrait beaucoup trop sur la poitrine, tandis que le dos était devenu trop large.

Après un traitement de six semaines, elle put être considérée comme guérie aussi bien de son dos voûté que de son catarrhe chronique.

Obs. XII. — M. K..., agriculteur, âgé de quarante ans, vint me trouver, en mai 1858, pour un catarrhe chronique qui existait depuis deux ans et contre lequel tous

les traitements entrepris avaient échoué. Cette première
espèce de cyphose était très prononcée chez M. K....;
la poitrine très aplatie; les mouvements respiratoires
étaient faibles et insuffisants.

A la suite d'un refoidissement, le malade avait eu, en
automne 1856, des maux de reins, probablement un
rhumatisme lombaire qui l'avait longtemps obligé à marcher courbé. C'est à la suite de cette première indis-
position, et sans doute aussi parce qu'il avait été fatigué
par ses travaux de campagne, que M. K... commença à
se voûter. Le catarrhe chronique paraît avoir déjà existé
antérieurement, mais il augmenta naturellement dans
des conditions aussi défavorables.

Je proposai à M. K... le traitement galvanique, qui fut
commencé le même jour (20 mai). Lorsque je voulus
relever le malade et que je cherchai à le redresser, les
quelques efforts que je fis pour y parvenir réveillèrent
un reste de son ancienne douleur dans les lombes. Je
commençai donc à galvaniser la région lombaire, et
dans ce cas, comme dans beaucoup d'autres, l'effet sé-
datif du courant induit était si marqué, qu'en quelques
minutes la douleur avait complètement disparu. Je galvanisai alors la partie supérieure du dos en le relevant
et en le redressant de temps en temps, et je parvins à lui
donner assez de ton pour que M. K... pût se maintenir
plus droit dès la première séance déjà.

Après quinze jours de galvanisation, non-seulement le
malade avait un meilleur maintien, mais son catarrhe
chronique avait considérablement diminué; les restes de
douleurs lombaires que M. K... éprouvait au commence-

ment du traitement, dès qu'il cherchait à se redresser, avaient entièrement disparu.

Au bout d'un mois de traitement, le malade pouvait se tenir parfaitement droit dès qu'il voulait le faire et qu'il y pensait ; mais souvent aussi il l'oubliait, et alors on voyait bien qu'il avait toujours encore le dos rond ; mais le catarrhe ayant complétement cessé, M. K... abandonna son traitement avant d'avoir obtenu une guérison complète, heureux de la grande amélioration qui lui suffisait parfaitement, surtout à son point de vue.

OBS. XIII. — M. G..., négociant, âgé de quarante-cinq ans, d'une constitution sèche, mais robuste, s'était toujours distingué par son ardeur dans le travail, et c'est peut-être un peu à son assiduité devant le bureau qu'il faut, au moins en partie, attribuer la déviation de sa colonne rachidienne, qui datait déjà d'environ dix ans. Elle était surtout prononcée dans la partie supérieure de la région dorsale, où elle imprimait à M. G... au plus haut degré le caractère anatomique du dos voûté ; les épaules tombaient en avant, la poitrine était fortement rentrée ; le malade avait en outre, et depuis le commencement de sa gibbosité, croyait-il, une digestion lente et difficile, avec de fréquents maux d'estomac. Par contre, il n'avait ni toux, ni oppression, ni palpitations.

Je commençai son traitement galvanique le 13 octobre 1858, le dirigeant comme je fais toujours, redressant, relevant et galvanisant d'abord toute la longueur du dos, puis la poitrine, et dans ce cas-ci j'appliquai vers la fin de chaque séance les excitateurs sur le creux de l'estomac.

Après huit jours de traitement, M. G... trouvait lui-même qu'il commençait à se redresser avec plus de facilité; il lui semblait que son estomac était moins douloureux et la digestion moins longue. Je ne lui avais prescrit aucun remède pour sa dyspepsie, afin d'avoir une observation plus concluante.

A la fin de la seconde semaine, le maintien de M. G... était visiblement meilleur ; il marchait plus droit, ses épaules tombaient moins en avant: sa poitrine, qui avait été tout à fait plate, commençait à se bomber et à ressortir un peu : la digestion était meilleure.

Au bout d'un mois de traitement, M. G... était considérablement redressé, et sans être entièrement guéri, car en si peu de temps ce n'était guère possible, il avait tellement gagné dans son maintien, que toutes les personnes de sa connaissance le remarquaient et lui en parlaient. La douleur de son estomac l'avait quitté, sa digestion était devenue excellente, et il me témoignait plus particulièrement sous ce rapport toute sa satisfaction.

La cardialgie de M. G... était-elle le résultat de sa gibbosité, et son maintien courbé avait-il une influence sur sa digestion? ou bien n'était-elle que le résultat de la fatigue prolongée que lui causait son travail assidu? Dans ce dernier cas, il faudrait attribuer à l'application des excitateurs sur le creux de l'estomac une part directe dans le résultat obtenu, et ce serait une nouvelle preuve de la puissante action qu'exerce sur le système nerveux la galvanisation par influence.

La seconde de ces deux formes de déviation, la cyphose proprement dite, avec sa courbe coudée, paraît plus particulièrement résulter d'une inflammation ou d'un ramollissement partiel de quelques vertèbres seulement.

Dans un grand nombre de cas de ce genre, surtout lorsque la gibbosité a eu pour point de départ une ostéite ou une périostite, les vertèbres deviennent si douloureuses, que tout traitement destiné à redresser la colonne vertébrale est impossible : le moindre effort que l'on fait dans ce but réveille les souffrances, et l'on est obligé de se borner à combattre l'inflammation locale. La douleur ne disparaît souvent que lorsque l'ankylose des vertèbres rend inutile toute tentative de guérison. J'ai dû renvoyer plusieurs cas de ce genre, ne pouvant espérer le moindre résultat de l'application du galvanisme. Dans plusieurs autres, j'ai obtenu, sinon une guérison complète, du moins une amélioration sensible, et j'ai en même temps arrêté les progrès du mal presque dès le commencement du traitement: le cas suivant est un exemple frappant d'un succès de ce genre.

Obs. XIV. — L'enfant de M. F..., garçon de sept ans, né de parents bien constitués (le père surtout, est un journalier fort et robuste), n'a jamais été malade; il n'a point eu de glandes ni au cou, ni ailleurs. Un jour il tomba d'une chaise, à la renverse sur le dos, et à dater de ce moment il se plaignit de douleurs. Il commença à se tenir moins droit, et en moins d'un mois, au dire de sa mère, il finit par être bossu; la douleur du dos devint en outre si considérable, que le pauvre petit ne put plus se soutenir sur ses jambes.

On fit voir l'enfant à un chirurgien, qui appliqua un cautère sur la partie la plus saillante de la gibbosité et recommanda le repos le plus absolu. On laissa le petit malade couché pendant environ six semaines. La douleur diminua considérablement, car on put lever l'enfant et le faire marcher un peu, sans trop de souffrances; mais il lui était impossible de se tenir droit. La cyphose ne s'était point améliorée. On avait laissé les cautères se cicatriser, et l'enfant avait passé presque tout l'été de 1858 dans cet état, sans qu'il y eût de changement notable. La douleur était peu intense aussi longtemps que le petit malade restait couché ou qu'il s'appuyait avec ses mains pour soutenir son corps; mais dès qu'il essayait de marcher sans béquilles, la douleur devenait plus forte, et elle prenait une intensité considérable aussitôt qu'on faisait quelque effort pour redresser un peu la colonne rachidienne.

On m'amena cet enfant au commencement du mois d'août 1858, et outre les symptômes que je viens de citer, je pus constater que les vertèbres dorsales 6, 7 et 8 étaient tuméfiées et douloureuses à la pression. Une large cicatrice indiquait que le chirurgien consulté avait établi à cet endroit son dérivatif, dans l'intention de combattre l'inflammation dont ces organes étaient le siége. Il s'était également formé une lordose complémentaire dans la région cervicale et la surface antérieure du thorax était bombée outre mesure.

J'entrepris un traitement galvanique sur ce petit garçon, dans l'unique but de savoir si le courant induit ne pourrait pas diminuer un peu la trop grande sensibilité des vertèbres tuméfiées. Dans les névralgies rachidiennes hystériques, la galvanisation par induction calme très positivement ces douleurs et les guérit assez fréquemment, comme on le verra plus loin. J'espérais obtenir un résultat semblable dans ce cas, et je ne m'étais pas trompé, car dès la première galvanisation l'enfant put mieux se dresser. tout en éprouvant moins de douleur en marchant. Cette amélioration de la sensibilité de ses vertèbres malades s'était maintenue jusqu'au soir, et, encouragé par ce petit soulagement, je résolus de continuer, tout en recommandant à la mère de tenir son enfant couché autant que possible pendant toute la journée. excepté le peu de temps qu'il lui fallait pour venir chez moi.

A la fin de la première semaine. j'interrompis le traitement pendant quatre jours, pour vérifier si l'enfant, n'étant plus sous l'influence du galvanisme, éprouvait réellement moins de douleurs dans le dos. Lui et sa mère me confirmèrent tous les deux le fait de la manière la plus positive, et je pus constater moi-même qu'il supportait mieux la pression de mon doigt sur les vertèbres, qu'il se tenait plus droit qu'avant la galvanisation. enfin qu'il marchait mieux.

Le traitement fut continué pendant un mois, temps au bout duquel la douleur avait presque entièrement disparu: l'enfant se tenait beaucoup plus droit : la lordose cervicale avait cessé, mais la cyphose n'était pas guérie, elle n'était que diminuée et probablement arrêtée dans son développement ultérieur : ce que je n'ai pu vérifier. parce que les parents de cet enfant ont quitté Genève dans le commencement de l'hiver 1858.

§ 2. — Traitement de phthisie.

Dilatation de la poitrine.

À peine avais-je découvert cette espèce de rigidité musculaire, que je me proposai d'en faire l'application sur le thorax, aussitôt que j'en aurais l'occasion, car j'espérais pouvoir favoriser le développement de la cage thoracique sur des jeunes sujets qui pourraient en avoir besoin. La réussite du traitement de mademoiselle V... confirma mes prévisions, et, comme on peut le penser, je saisis avec empressement le cas qui fait le sujet de l'observation suivante :

Obs. XV. — M. L.... bijoutier, me fit appeler, dans le courant du mois de janvier 1854, auprès de sa fille, âgée de onze ans. La mère de cette enfant était morte depuis deux ans, et sa sœur aînée depuis six mois, toutes les deux de maladies de poitrine. La jeune L... était peu développée pour son âge, et son extérieur présentait tous les symptômes d'une dyscrasie scrofuleuse très prononcée, glandes au cou, etc.; sa poitrine était en outre très étroite, plate, et le côté gauche visiblement plus petit que le côté droit.

Cette enfant toussait depuis environ six semaines assez fréquemment, surtout le matin et le soir; elle était oppressée; il n'y avait cependant point de fièvre. À la percussion, le côté gauche de la poitrine donnait un son plus mat que le côté opposé, et en auscultant, je constatai qu'à gauche la respiration se faisait bien moins complétement qu'à droite; mais il n'y avait aucun symptôme qui autorisât à croire à une fonte de tubercules. La poitrine de l'enfant avait une circonférence de 61 centimètres. Ce cas présentait tous les symptômes d'une prédisposition phthisique des plus prononcées : constitution physique, dyscrasie scrofuleuse et hérédité, rien n'y manquait.

Je fis prendre à cette jeune malade, tous les matins, une cuillerée d'huile de foie de morue, et le traitement de la dilatation de la poitrine fut commencé dans les premiers jours de février. Heureusement pour elle, cette petite possédait une excitabilité musculaire très grande, et, bien que les appareils galvaniques que je possédais alors fussent encore très imparfaits, elle eut de très fortes contractions.

Au bout de six semaines de ce traitement, la poitrine de la jeune L... mesurait 65 centimètres et demi de circonférence ; le côté gauche avait considérablement gagné sur le droit, et il n'était guère moins développé que celui-ci. La percussion donnait une résonnance normale dans toute l'étendue de la poitrine ; la respiration était libre à gauche comme à droite ; l'oppression avait complétement disparu, et la toux avait cessé.

Cette réussite m'encouragea ; il n'était désormais plus douteux pour moi que, dans certaines conditions, on pût parvenir à écarter complétement la prédisposition phthisique en favorisant ainsi le développement du thorax. Cette idée, du reste, non-seulement est fort ancienne, mais elle est également très populaire ; et je crois que tout le monde est à peu près d'accord pour admettre qu'une poitrine étroite constitue un des principaux éléments de cette prédisposition ; qu'au contraire, lorsque les organes de la respiration sont fortement proportionnés, ils ne deviennent pas le siége de la tuberculose, lors même que la constitution serait du reste mauvaise.

En partant de ce principe, on a souvent recommandé différents procédés qui devaient favoriser ce développement thoracique. On avait imaginé une espèce de gymnastique des poumons, qui consiste à faire journellement, et même à plusieurs reprises, des respirations lentes, très profondes et méthodiques, surtout en plein air ; on faisait prendre des leçons de chant, moins pour cet art luimême que dans le but d'apprendre à retenir longtemps son souffle après une profonde inspiration, etc. Depuis, on a recommandé, et je crois, avec raison, la gymnastique méthodique de Lingg, afin de contribuer au développement régulier de tous les muscles du thorax.

On s'est beaucoup occupé aussi de la mensuration de la poitrine au point de vue du diagnostic de la phthisie pulmonaire ; on a pris des mesures de la circonférence à différentes hauteurs : immédiatement sous les aisselles, au milieu et à la base du thorax, mesures que l'on a comparées ensemble.

M. Winterich [1], entre autres, a trouvé que chez l'homme bien conformé et en bonne santé, à l'âge de vingt-quatre à vingt-cinq ans, la circonférence supérieure de la poitrine dépasse en moyenne celle de la base de 7,64 centimètres. Chez la femme du même âge, cette

---

1) Virchow, *Handbuch der speciellen Pathologie und Therapie*, funfter Band, erste Abtheilung : *Krankheiten der Respirations-Organe*, bearbeitet von M. U. Winterich.

différence est seulement de 3 60 centimètres, et sous ce rapport il est assez d'accord avec M. Heitz, qui a obtenu, par les mêmes mensurations, à peu près les mêmes résultats.

Quant à la mensuration du thorax chez les phthisiques, ils diffèrent singulièrement ; car si M. Heitz a trouvé que sur 75 hommes atteints de phthisie à la première et à la deuxième période, la circonférence de la base dépasse de 2 centimètres en moyenne celle prise sous les aisselles, M. Winterich affirme, au contraire, que, parmi 50 hommes malades qu'il a mesurés, il s'en trouvait les 4 sixièmes avec une circonférence supérieure dépassant toujours encore celle de la base, mais de 2 à 3 centimètres seulement ; que sur un sixième, les deux mesures étaient à peu près égales, et qu'il n'y avait que quelques individus chez lesquels la base fût réellement plus développée [1].

Quel que soit celui des chiffres de ces deux auteurs qui se rapproche le plus de la vérité, il est incontestable que le développement des tubercules dans les poumons coïncide presque toujours avec un affaissement des parois du thorax, et, dans les cas où un engorgement de ce genre un peu considérable siège dans le sommet d'un seul poumon, on distingue très souvent, pour ne pas dire presque toujours, au premier coup d'œil, ce côté de l'autre, par la dépression qu'il a éprouvée.

Dans ces mêmes cas, on trouve une différence considérable dans le mouvement respiratoire des deux côtés, et,

---

[1] *Recherches cliniques sur quelques points du diagnostic de la phthisie pulmonaire,* 1836.

pour s'en convaincre, on n'a qu'à poser ses doigts sur les deux régions sous-claviculaires pour voir qu'une main est beaucoup plus soulevée que l'autre.

Les résultats des expériences spirométriques concordent également avec ces données. M. Winterich a fait connaître, pour presque tous les âges et pour toutes les tailles, le volume d'air qu'une personne en bonne santé peut exhaler après une inspiration aussi profonde que le permettent les forces et la capacité des poumons de l'individu.

De six à huit ans, pour chaque centimètre de hauteur de l'enfant, il y a un volume d'air expiré qui varie de 6,5 à 9 centimètres cubes; de huit à dix ans, la capacité vitale des poumons est de 9 à 11 centimètres cubes.

De dix à douze ans, M. Winterich a trouvé 11 à 13 centimètres cubes.

De douze à quatorze ans, il y a 13 à 15 centimètres cubes.

De quinze à vingt ans, M. Winterich, n'ayant pas eu occasion de réunir un assez grand nombre d'observations pour pouvoir accuser des chiffres même approximatifs, croit cependant devoir exprimer à ce sujet son opinion, qui est qu'à dater de la quatorzième année, la différence des sexes se fait déjà remarquer, et que cette différence varie beaucoup, suivant le développement plus ou moins tardif ou précoce des individus.

De vingt à quarante ans, et chez les hommes, la capacité vitale correspondant à 1 centimètre de hauteur est de 22 à 24 centimètres; de vingt à quarante ans, chez les femmes, cette proportion est de 16 à 17,5 centimètres cubes.

De quarante à cinquante ans, on observe une légère diminution qui ne dépasse cependant pas un centimètre.

De cinquante à soixante, les proportions varient considérablement, suivant que la décrépitude de l'individu en général et celle des poumons en particulier commencent à se manifester, et suivant l'accroissement plus ou moins considérable de l'embonpoint.

Ces rapports entre la stature de l'individu et la capacité vitale de ses poumons permettent de faire de la spirométrie un moyen de diagnostic des plus précieux. Une diminution trop sensible de la quantité d'air que l'individu peut mettre en circulation dans ses poumons donne des soupçons sur l'état de ces organes souvent longtemps avant que l'auscultation et la percussion permettent de constater la moindre altération matérielle.

M. Longet (1) rapporte, d'après M. Hutchinson, l'observation d'un Américain d'une stature colossale et d'une santé parfaite, qui avait une capacité vitale de 7^{lit},082, laquelle, à la suite d'une vie oisive et dissolue, tomba peu à peu à 6^{lit},364, puis à 5^{lit},222. L'individu succomba peu de temps après aux suites d'une tuberculisation subaiguë.

M. Winterich, de son côté, cite plusieurs cas dans lesquels une toux fréquente et opiniâtre faisait craindre qu'un commencement de tuberculisation dans les poumons n'en fût la cause première ; mais, à l'aide du spiromètre, il trouva la capacité vitale de ces organes dans son état nor-

____

(1) *Traité de physiologie*, 1859.

mal, et il put rassurer les malades et leurs parents sur la
nature de cette toux.

L'utilité d'une dilatation artificielle du thorax me paraît donc suffisamment démontrée, au point de vue théo-
rique du moins, et voici comment je procède pour l'obtenir :

Les personnes dont la conformation du corps présente
tous les signes d'une prédisposition phthisique, ou qui sont
déjà atteintes de cette maladie, se tiennent souvent très
mal et se voûtent en marchant, ou s'affaissent dès qu'elles
sont assises, à cause d'un relâchement du ton de leurs
muscles. Pour ces personnes, je commence par exciter
une rigidité vigoureuse dans la partie supérieure du
dos, pour donner ensuite aux muscles inspirateurs de
la face antérieure du thorax un point d'appui suffisant
pour leur action. Ce n'est qu'après avoir obtenu le
redressement du dos que je passe à la poitrine; je fais
faire au malade une profonde inspiration, et je cherche à
lui apprendre à se maintenir dans cet état et à entretenir
la respiration uniquement avec les muscles abdominaux
et le diaphragme, pendant que j'excite une rigidité con-
venablement forte. Celle-ci maintient alors à elle seule la
poitrine dans un état de dilatation durant plusieurs
heures, suivant le degré d'excitabilité musculaire du sujet
et suivant l'intensité du courant que l'on a pu employer.
Cette rigidité diminue bien un peu le mouvement respiratoire des parois thoraciques, mais il n'en résulte cependant aucune dyspnée, parce que le diaphragme, qui
paraît participer d'une façon quelconque à l'excitation
galvanique, se contracte à son tour davantage et fonc-

tionne plus énergiquement. On peut du moins, en précisant aussi bien que possible la dernière limite de la respiration à la base du poumon, se convaincre qu'après une galvanisation énergique, cette limite est descendue d'un à deux travers de doigt. Un autre fait que j'ai eu souvent occasion de répéter et de vérifier, et qui me confirme dans mon opinion sur le rôle que joue le diaphragme dans ces cas, est le suivant : les phthisiques non fiévreux, lorsqu'ils ont une oppression marquée, la sentent se calmer très promptement si l'on applique les excitateurs du courant d'induction sur la base du thorax et sur l'épigastre, tandis qu'en galvanisant la partie supérieure de la poitrine, ce calme n'arrive ordinairement que vers la fin de la séance. Il en a été de même de mademoiselle B...., dont on trouvera plus loin l'observation rapportée parmi les affections asthmatiques.

La dilatation temporaire que l'on obtient après une première application du galvanisme est fréquemment de 3 et même de 4 centimètres, surtout lorsqu'on a obtenu une forte rigidité et lorsque le malade a des parois thoraciques élastiques et mobiles.

En continuant ce traitement pendant un mois ou deux et en faisant une application galvanique chaque jour, on parvient à obtenir une dilatation réelle du thorax de 4 à 6 centimètres, et même, sur des hommes de grande taille, de 8 centimètres, suivant le degré d'affaissement que présentait la poitrine avant le traitement.

La partie la plus difficile à dilater est la région sous-claviculaire. On est constamment obligé de recommander aux malades de bien gonfler cette partie, et il faut, autant que cela peut se faire, y produire les plus fortes rondeurs. Si l'on négligeait de porter son attention sur ce détail, on risquerait de ne dilater que la base du thorax, et la capacité vitale du poumon ne se trouverait pas alors augmentée en proportion.

La dilatation, une fois obtenue, se maintient pendant des années, peut-être jusqu'à l'âge de la décrépitude commençante, et je pourrais citer un grand nombre de cas de dilatations que j'ai opérés il y a plusieurs années avec un succès qui ne s'est jamais démenti jusqu'à présent; mais il suffira de fournir les preuves irrécusables d'un seul cas, et les voici :

Vers la fin du mois de mai 1854, M. G..., dont l'observation se trouvera plus loin parmi les quelques cas de guérison que j'ai obtenu de phthisies arrivées à la troisième période, vint me consulter. Avant de faire un essai avec le galvanisme, non-seulement je pris une mesure exacte de la circonférence de son thorax, mais je fis encore photographier son buste par M. Petcy. Après le succès du traitement, je fis faire, le 16 ou 17 juillet 1854, une seconde photographie, mais cette fois en l'absence de M. Petcy, par M. Maykaü. Les deux épreuves originales se trouvent entre les mains de l'éditeur, qui a mis tous les soins pour les rendre aussi fidèlement que possible (fig. 3 et 4). En comparant les deux planches, on verra que, sur la première, le thorax est réellement celui d'un poitrinaire à la troisième période, plat et resserré; qu'au contraire, sur la seconde, faite six semaines plus tard, la poitrine est bien bombée et d'une configuration normale

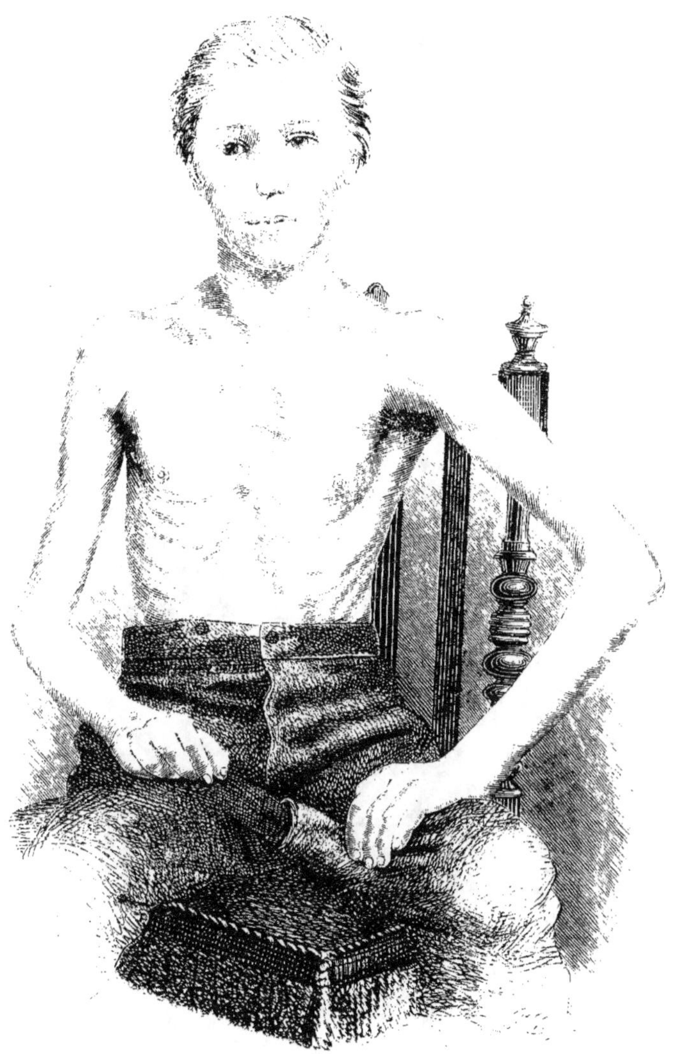

Fig. 3.

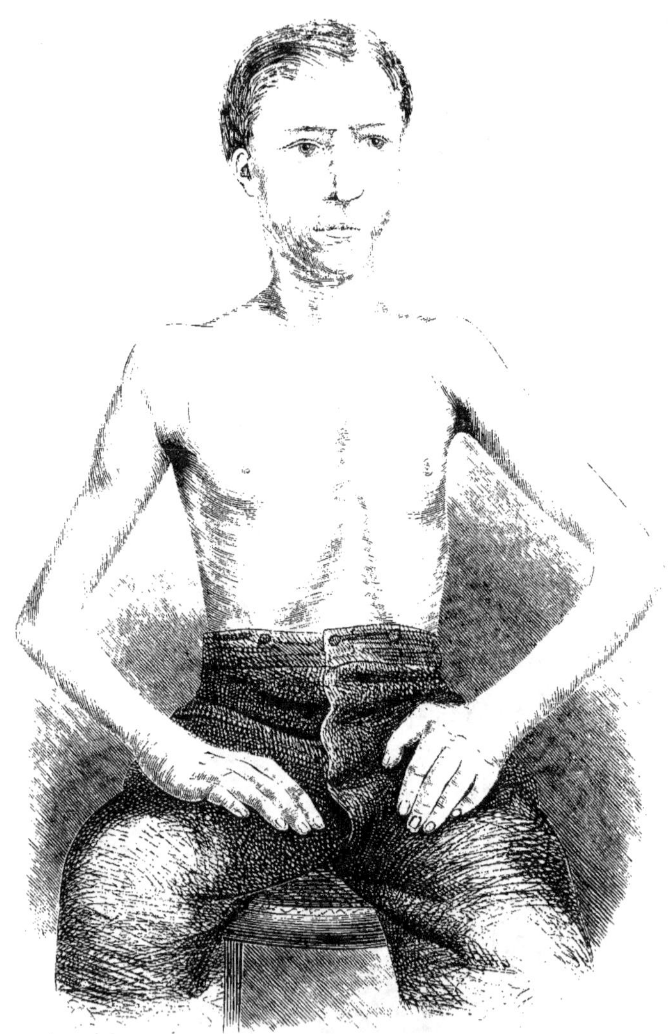

Fig. 4

Cette dilatation artificielle de la poitrine est certainement le meilleur moyen prophylactique, ... les personnes qui ont une prédisposition bien prononcée à la phthisie, et la prudence doit leur en ... un usage. M. Winterich, en examinant avec son spiromètre les enfants de la maison des orphelins de Munich, a constaté que tous ceux qui avaient une diminution sensible de la capacité vitale des poumons, lors même qu'ils ne présentaient point d'autres symptômes d'affection pulmonaire, étaient presque tous nés de parents phthisiques, ce que démontraient les renseignements que le directeur de l'établissement avait à sa disposition.

Le même auteur raconte aussi que pendant ses nombreuses recherches spirométriques, il a trouvé plusieurs phthisiques qui faisaient exception à la règle, et chez lesquels la capacité vitale des poumons n'était pas au-dessous du chiffre normal; mais il affirme en même temps d'une manière très positive, que chez tous, la maladie était restée stationnaire, qu'elle ne faisait plus de progrès, ou qu'il y avait eu guérison spontanée. Il est alors permis de tirer de ce fait la conclusion suivante : Lorsque pour certains cas, il serait que, dans des conditions hygiéniques favorables, la phthisie s'arrête ou diminue d'intensité pour que le poumon revienne à sa capacité normale; ou lui rendant cette capacité par la dilatation du thorax, on parviendra à enrayer la marche de la maladie ou à obtenir une véritable guérison.

En effet, on voit souvent, *je puis dire presque toujours*, lorsqu'au sommet d'un poumon, le souffle ou le frémission et une diminution de la respiration vésiculaire indiquaient l'existence d'un dépôt tuberculeux assez considérable déjà, qu'au bout d'un mois ou deux de traitement, la matité disparaît, la respiration redevient normale; que par conséquent le poumon a repris à cet endroit sa perméabilité primitive.

Mais je suis obligé d'ajouter qu'on n'obtient guère ce résultat qu'avant la fonte des tubercules; dans les phthisies avancées il y a peu de chance de réussite, surtout lorsqu'il y a de grands dépôts, de la fièvre hectique, etc. Les guérisons que l'on obtient quelquefois dans ces cas sont des exceptions favorisées par des circonstances particulières difficiles à apprécier.

Obs. XVI. — M. P..., monteur de boîtes, à Plainpalais, vint me consulter dans le courant du mois de février 1858; il avait de l'oppression en marchant, une toux sèche et assez fréquente surtout le matin; son teint était devenu d'une nuance plombée qui attestait combien son organisme était miné; il avait maigri considérablement, et sa mère étant poitrinaire, à ce qu'il me disait, il craignait de l'être également lui-même. En examinant sa poitrine qui était peu développée, j'ai trouvé que la région sous-claviculaire du côté droit était beaucoup moins bombée, que les mouvements respiratoires étaient visiblement plus limités que du côté opposé. A la percussion, cette région donnait un son plus mat, et l'auscultation confirma les craintes de maladie; la respiration était moins profonde, et le mouvement de l'expiration était accompagné d'un bruit respiratoire bronchique que l'on rencontre fréquemment au début de la phthisie. Ces symptômes, joints à l'absence de tout râle muqueux, ne laissèrent

guère de doute sur la nature de l'affection : M. P...
avait des tubercules crus dans la pointe du poumon droit :
il était à la première période de la maladie de poitrine.

Le 2 mars, il commença son traitement de la dilatation
du thorax. Il eut dès les premiers jours des contractions
toniques qui durèrent vingt heures, et grâce à cette grande
excitabilité de son système musculaire, son état s'améliora rapidement. Après trois semaines de traitement, son
thorax était bien développé et assez bombé pour sa taille :
la région sous-claviculaire du côté droit était parfaitement relevée, elle donnait à la percussion une assez bonne
résonnance, et par l'auscultation on pouvait se convaincre
que la respiration était devenue parfaitement normale.
La poitrine était plus charnue, les muscles s'en étaient
visiblement développés : le malade ne toussait plus, il
n'avait plus la moindre oppression. Son teint, qui avait
été d'un gris plombé, était devenu celui de la plus parfaite santé. M. P... pouvait être considéré comme guéri.
Pendant tout ce traitement, il n'a pris aucun médicament,
et c'est à la galvanisation uniquement qu'il faut attribuer
ce beau résultat.

Obs. XVII. — M. Seh..., âgé de dix-huit ans, apprenti
dans une maison de banque, me fut envoyé, en mai 1858,
par M. le docteur Regard, qui avait trouvé dans le sommet
du poumon droit de la matité et une diminution considérable de la respiration. M. Seh... avait aussi, depuis
environ six mois, une toux sèche et très fréquente, accompagnée d'oppression : le jeune homme avait maigri, il
avait commencé à perdre ses forces, et d'après cet en-

semble de symptômes, il n'était guère douteux qu'il n'y eût un commencement de tuberculisation.

Je fis suivre au malade le même traitement galvanique qu'à M. P..., et j'en obtins le même succès, car le jeune homme fut rétabli au bout d'un mois, et sa santé n'a pas éprouvé la moindre altération depuis.

Obs. XVIII. — M. R..., âgé de vingt ans, commis dans une maison de commerce, s'enrhume très facilement depuis plusieurs années : il a à différentes reprises observé quelques petits filets de sang dans ses crachats : il est oppressé en marchant un peu vite ou lorsqu'il monte un escalier. M. R..., très grand et très maigre, a une poitrine étroite et peu développée dans la partie supérieure.

La mère du jeune homme est morte, il y a quelques années, d'une maladie de poitrine ; le père est petit, mais fort et robuste. Ni l'auscultation, ni la percussion ne donnent des signes positifs, il n'y a donc que la supposition d'une disposition héréditaire, la conformation du thorax, les rares crachements de sang et l'oppression presque habituelle, faisaient craindre que M. R... ne fût menacé de phthisie.

Il commença, d'après ma recommandation, un traitement galvanique le 1ᵉʳ juin 1852, qu'il suivit très régulièrement pendant tout ce mois. Sa poitrine mesurait, dans sa circonférence supérieure, 79 centimètres. Après cinq semaines, elle s'était développée jusqu'à 84 centimètres ; en même temps la toux et l'oppression avaient complétement cessé, et M. R... pouvait être considéré comme n'ayant plus rien à craindre de sa prédisposition.

A cette heure, il est voyageur de commerce ; fort et

robuste, il supporte parfaitement toutes les fatigues et
tous les inconvénients de son état.

Obs. XIX. — M. P.... monteur de boîtes, âgé de vingt-
neuf ans, avait eu dans sa jeunesse une scoliose du côté
gauche pour laquelle il fut traité dans l'établissement or-
thopédique de M. le docteur Martin d'Auboues, et duquel
il sortit considérablement amélioré. Il lui resta cependant
un affaissement du côté droit du thorax, qui paraît avoir
gêné depuis longtemps la respiration du malade.

M. P... se présenta chez moi dans le courant du mois
de mai 1859, passablement effrayé d'un léger crachement de sang, venu à la suite d'une toux fatigante qu'il
avait depuis les vents du nord du mois de mars; il était
en outre oppressé dès qu'il marchait un peu. À l'examen, il se trouva que la circonférence de la partie
droite du thorax mesurait 7 centimètres de moins que la
partie gauche; la résonnance à la percussion y était moins
bonne; le bruit respiratoire, très faible, surtout au sommet du poumon, mais sans autres symptômes morbides;
et malgré l'expectoration teinte de filets de sang qu'avait
le malade, il était impossible de distinguer aucun râle
muqueux. M. P... croyait avoir observé un amaigrissement lent, mais progressif, depuis deux ou trois mois; son
pouls était à 84 le matin, et à 90 le soir.

Le 15 mai, il commença son traitement galvanique,
que je dirigeai comme sur la jeune demoiselle V.... en
raidissant d'abord les muscles du dos, après avoir fait
prendre une position aussi droite que possible au malade.
Ensuite j'excitai les muscles du côté droit du thorax et
de sa partie antérieure, pendant que le malade le gon-

flait par de vigoureuses aspirations. M. P... étant très
excitable, le traitement eut un beau résultat : car au bout
de cinq semaines, le côté droit ne mesurait plus que
2 centimètres de moins que le côté gauche; l'oppression,
la toux, le mouvement fébrile du soir, tout avait disparu.
La respiration était devenue normale jusque dans le
sommet du poumon, et pour s'essayer, le malade alla
faire dans les montagnes un voyage, où il eut l'occasion
de se rassurer parfaitement sur son état; car il put gravir
des pentes escarpées sans avoir plus d'oppression que les
personnes les mieux portantes, sans toux, sans fatigue;
en un mot, il exécuta ce que six semaines auparavant il
lui eût été impossible d'entreprendre.

Obs. XX. — M. le docteur Bezancenet (d'Aigle) m'adressa
vers le milieu du mois de juin 1859 un jeune homme,
M. R...., de Saint-Maurice (Valais), âgé de dix-sept ans,
d'une constitution très frêle, délicate et scrofuleuse. Sa
poitrine était très étroite; dans sa partie supérieure, des
deux côtés, la percussion donnait un son qui manquait de
sonorité; l'auscultation faisait entendre une respiration
dure, presque bronchique, dont les inspirations étaient
saccadées, se faisant en deux temps, et suivies d'une
expiration prolongée. Le jeune homme toussait assez fréquemment; il avait de l'oppression, beaucoup de fatigue
dans les jambes; son appétit était presque nul; à l'artère
radiale on comptait le matin 92 à 96 pulsations, nombre
qui augmentait vers le soir jusqu'à 100 ou 104. Quoique
ayant toujours été maigre, il perdait cependant, depuis
environ deux mois, continuellement de son embonpoint,
sa musculature était devenue flasque; il n'y avait cepen-

dant eu jusqu'à présent ni crachement de sang ni diarrhée, mais quelquefois vers le matin il transpirait assez
fortement.

Je commençai le traitement par la dilatation du thorax
le 17 juin, et il fut continué jusqu'au 30 juillet. Pendant ce
temps, M. R... perdit peu à peu ses transpirations, sa fièvre
et son oppression ; puis la toux cessa à son tour, l'appétit
revint, et les forces s'améliorèrent ; le teint, de pâle et livide
qu'il était, prit une coloration naturelle. La circonférence
supérieure de la poitrine avait augmenté de 5 centimètres : la percussion donnait alors une résonnance normale
dans toute l'étendue de la poitrine. Au sommet du poumon droit, la respiration était devenue parfaitement
naturelle ; l'inspiration n'était plus ni dure, ni saccadée,
ni divisée en deux ; l'expiration n'était plus si prolongée.
Du côté gauche, la respiration s'était également beaucoup améliorée, elle était moins dure ; l'expiration n'était
plus prolongée, mais l'inspiration se faisait toujours encore
en deux temps séparés par un très court intervalle.

Je laissai néanmoins partir le jeune homme, qui désirait
passer la fin de la belle saison à la montagne, et j'es-
pérai que la nature ferait à elle seule le reste. M. R...
resta six semaines dans la villégiature alpestre, et s'y porta
parfaitement bien ; il n'avait ni oppression, ni toux, ni
fatigue, et son appétit se maintint très bien.

Redescendu, il alla voir M. le docteur Bezancenet, qui
trouva également que le poumon gauche n'était pas
encore revenu à sa parfaite perméabilité, et qui me le
renvoya pour un second traitement.

M. R... revint le 14 novembre. Il avait bonne mine ;

il était moins maigre que lorsqu'il se présenta à moi pour la première fois; ni sa toux, ni son oppression n'avaient reparu : il jouissait en apparence d'une parfaite santé, mais la respiration du côté gauche était restée ce qu'elle avait été à la fin de juillet.

Le traitement fut recommencé le même jour, et au bout de douze séances, la circonférence supérieure de sa poitrine avait encore gagné 2 centimètres; la respiration du côté gauche était devenue aussi normale qu'à droite, et j'eus la satisfaction de renvoyer M. R... très bien guéri.

Obs. XXI. — M. L..., de Jeure, département du Jura, âgé de dix-huit ans, en apparence d'une excellente constitution, né de parents sains, commença à tousser vers la fin de l'année 1858. Plus tard il eut de l'oppression, une expectoration très abondante, des transpirations nocturnes, de la fièvre, de l'amaigrissement et une grande faiblesse. En juillet 1859, il alla aux Eaux-Bonnes, parce que plusieurs médecins avaient déclaré à ses parents qu'il avait une fistule dans le poumon. Il en revint après un séjour de quatre semaines, en apparence complètement guéri. Sa toux, son oppression, ses transpirations, sa fièvre avaient disparu. Il paraît cependant qu'on ne le crut pas bien rétabli, puisqu'il se présenta chez moi le 13 octobre suivant. En l'examinant, je ne pus découvrir d'autre symptôme de maladie qu'une matité très prononcée au sommet du poumon droit, et une absence presque totale du bruit respiratoire entre la troisième et la cinquième côte, et à une distance de 6 centimètres du sternum. Autour de cette place, qui avait l'étendue d'une pièce de 5 francs environ, la respiration était faible jusque sous la clavicule. Ces symptômes étaient-ils dus à l'existence d'une cicatrice et à l'imperméabilité du tissu pulmonaire autour d'elle? Je suis disposé à le croire, parce que j'ai vu d'autres cas de ce genre, entre autres celui de l'observation **XXIII**.

J'entrepris le traitement le même jour, et le 20 novembre suivant, la respiration du sommet du poumon droit était aussi normale que celle du côté gauche.

M. L... avait eu jusqu'à présent régulièrement tous les huit ou dix jours une migraine bien caractérisée, qui n'a reparu ni pendant tout le temps de son traitement, ni depuis, à ce qu'il m'apprend par une lettre en date du 18 janvier 1860. On verra plus loin que ce n'est pas le seul cas de guérison de la migraine habituelle, obtenue accidentellement au moyen de la galvanisation par induction.

Je pourrais citer encore un certain nombre d'observations de ce genre, mais elles ne prouveraient pas mieux que celles qui précèdent ne peuvent le faire, qu'avec la dilatation de la poitrine on rétablit la perméabilité du tissu pulmonaire, même dans ces cas où la percussion et l'auscultation nous autorisent à admettre qu'il y a déjà des dépôts tuberculeux.

Je ne crois pas trop me hasarder en disant que l'on obtient ce résultat généralement, et sur presque tous les cas qui se présentent avant que la fonte ait commencé, ou au moins avant qu'elle ait pris une certaine étendue.

Une fois la fonte des tubercules établie, les chances de succès diminuent beaucoup, et je crois que pour les phthisies d'une marche aiguë ou subaiguë, ce genre de traitement est plutôt nuisible qu'avantageux. J'ai vu plusieurs cas qui paraissaient vouloir s'améliorer, parce que l'oppression, la toux, l'expectoration diminuaient, prendre tout à coup, et à ce qu'il semblait à la suite de la galvanisation, une marche plus rapide qui amena la solution fatale avant le terme qu'avait laissé présumer l'ensemble des symptômes de la maladie. Il y a cependant des cas qui font exception, et parmi lesquels doit figurer le suivant, qui a déjà été mentionné plus haut.

Obs. XXII. — M. Gr..., âgé de dix-neuf ans, vint, dans le courant du mois de mai 1854, me consulter pour une phthisie pulmonaire déjà très avancée, et dont il était atteint depuis longtemps. Il avait la taille mince et svelte, les membres grêles, la poitrine étreinte et enfoncée, le véritable type d'une constitution phthisique, mais sans l'élément héréditaire. Son père, entrepreneur de constructions, est d'une bonne constitution et n'a jamais eu aucune espèce de maladie des organes de la respiration. Sa mère est une femme forte et robuste, et ni oncle, ni tante, ni grands parents n'ont jamais été phthisiques.

M. G... avait été très scrofuleux dans son enfance; il avait eu le ventre très gros et a souffert pendant plusieurs années d'une diarrhée chronique. A l'âge de la puberté, il eut souvent des catarrhes, et cette circonstance n'a pas permis de connaître d'une manière un peu exacte le commencement de sa maladie. Son extérieur annonçait déjà une phthisie très avancée. Il était très maigre et très faible; son dos était un peu voûté, ses pommettes étaient très colorées; il avait une forte oppression, un pouls de 120 par minute; il transpirait toutes les nuits et avait une forte diarrhée ; ses mains étaient brûlantes ; en un mot, il avait une fièvre hectique très prononcée.

La circonférence de sa poitrine ne mesurait que 70 centimètres, et la région sous claviculaire du côté droit, était visiblement plus affaissée que celle du côté opposé. La percussion donnait un son plus mat à droite qu'à gauche. A l'auscultation, on entendait, au sommet du poumon droit, des râles humides et le gargouillement d'une caverne qui ne paraissait cependant pas être très étendue. M. G... toussait et crachait beaucoup de matières puriformes.

Avant d'entreprendre le traitement, je fis photographier son buste, dont il a été question plus haut, avec l'intention de faire prendre un second portrait après la dilatation de la poitrine, afin de constater celle-ci d'une manière plus concluante que par le simple mesurage.

J'ai commencé le 1ᵉʳ juin 1854 le traitement, qui fut régulièrement suivi de la part de mon jeune malade avec un succès que je n'aurais jamais osé faire espérer. La contraction des muscles du dos donnait un point d'appui plus ferme aux muscles inspirateurs, et lorsque ceux-ci furent également contractés, la respiration devint immédiatement plus libre, plus profonde et plus lente.

Après huit jours de traitement, la fièvre avait considérablement diminué, il n'y avait plus que 100 pulsations par minute ; la transpiration nocturne avait cessé.

Quinze jours plus tard, le pouls était descendu à 90, la diarrhée n'existait plus, la toux avait beaucoup diminué, ainsi que l'expectoration ; M. G... avait repris des forces. A la fin de la quatrième semaine, la fièvre avait entièrement disparu ; le jeune homme ne toussait ni ne crachait plus, et l'auscultation ne faisait plus entendre ni râles humides ni gargouillement, seulement le passage de l'air à travers les bronches de la partie malade était un peu plus bruyant qu'à gauche.

Je pouvais considérer mon malade comme guéri, mais je résolus néanmoins de continuer le traitement pendant quinze jours encore, afin d'obtenir une plus grande dilatation de la poitrine, espérant mieux garantir M. G... contre de nouveaux dépôts tuberculeux. Le 15 juillet, je fis un nouveau mesurage de sa poitrine, qui avait atteint une circonférence de 76 centimètres, et le lendemain je fis faire une nouvelle photographie de son buste.

Au mois de septembre de la même année, M. G... fut pris d'une inflammation de la base du même poumon droit qui avait été malade ; il était très à craindre qu'à la suite de cette pneumonie, il ne se formât de nouveaux dépôts tuberculeux, et que la phthisie ne se déclarât une seconde fois.

Après le septième jour, le sujet entra en convalescence, et la maladie se termina par une guérison complète ; il ne resta ni oppression, ni toux, ni expectoration : en un mot, pas un seul symptôme qui pût faire redouter une rechute de sa phthisie. Le thorax avait conservé sa circonférence de 76 centimètres.

Au mois de mars 1855, ce jeune homme eut une seconde inflammation du poumon droit, qui se termina comme la première, par une complète guérison, et depuis ce temps M. G... a toujours joui d'une parfaite santé, bien qu'il ne se ménage en aucune façon, ayant embrassé l'état de son père.

Pour les personnes qui ont une prédisposition tuberculeuse un peu marquée, la pneumonie est une cause occa-
sionnelle qui fait presque toujours que la phthisie se dé-
clare à sa suite. M. G... en a subi, dans l'intervalle de
sept mois, deux, dont la première a suivi de très près son
rétablissement, et si sa guérison n'eût pas été radicale,
si sa prédisposition n'eût pas été entièrement éteinte, il
serait nécessairement redevenu poitrinaire.

Parmi les phthisies avancées, ce sont celles à marche
chronique qui présentent encore le plus de chances de
succès. J'ai eu occasion d'en observer un certain nombre,
et plusieurs fois j'ai obtenu une amélioration considérable, qui s'est maintenue très longtemps : dans quelques
autres cas, une véritable guérison a couronné mon traitement.

Il faut que je mentionne ici un effet produit dans le
tissu même du poumon par la galvanisation par influence,
effet que m'ont signalé presque toutes les personnes que
j'ai traitées. La plupart de ces malades prétendent éprouver, non-seulement dans la peau ou sur les parois thoraciques, mais *dans l'intérieur même du poumon*, la sensation d'une chaleur douce et agréable, laquelle, suivant
eux, calme l'irritation qui les excite à tousser ; que cette
sensation est suivie d'un sentiment de bien-être et de
force vitale qui leur enlève l'angoisse dont l'oppression est
si fréquemment accompagnée ; que cette dernière disparaît ou diminue, parce que l'inspiration est devenue plus
libre. Ces mêmes malades répondent presque unanime-
ment, lorsqu'on les questionne sur ces détails, qu'avant la
galvanisation, ils éprouvaient, dans l'intérieur de la poi-

trine, un obstacle qui les empêchait de faire de profondes inspirations ; qu'il leur semblait que celles-ci étaient arrêtées à mi-chemin au milieu de la poitrine. Il y a même des malades qui prétendent sentir une espèce de spasme (?) comme une soupape qui se ferme et arrête le mouvement inspiratoire.

Dès que le galvanisme produit son effet, et que la sensation de chaleur pénètre dans l'intérieur de l'organe, ils éprouvent un sentiment de dilatation *de la substance pulmonaire ;* en même temps le spasme, ou, comme on voudra l'appeler, l'obstacle qui empêchait les inspirations de se faire librement cesse ; celles-ci deviennent profondes, et l'oppression disparaît complétement, ou du moins la respiration devient aussi bonne que l'état matériel des poumons le permet.

Comment faut-il expliquer cet effet du galvanisme, effet qui, je le répète, n'est pas accidentel, car je l'ai observé presque toujours et vérifié sous toutes les formes possibles ?

Voici l'explication qui se présente le plus naturellement : J'admets que, dans un grand nombre de phthisies, les fibres contractiles des ramuscules bronchiques se relâchent plus ou moins, et que les fibres élastiques des vésicules pulmonaires perdent en partie leur élasticité. Le mouvement expiratoire restant alors presque uniquement confié aux muscles abdominaux et intercostaux, l'expiration devient imparfaite ; la capacité vitale du poumon est par conséquent diminuée, et l'air ne peut qu'imparfaitement y être renouvelé.

Le galvanisme, rendant aux fibres contractiles leur action et aux fibres élastiques leur élasticité, facilite l'expiration et rend naturellement une nouvelle inspiration plus facile, plus grande et plus prolongée.

L'action supposée du galvanisme sur les fibres élastiques peut paraître bien problématique, mais les deux observations de subluxation avec relâchement des ligaments que l'on trouvera plus loin paraissent justifier en tout point l'admission de cette action du fluide électrique. On peut, du reste, vérifier le fait sur des personnes un peu sensibles, en galvanisant des parties du corps dépourvues de muscles, comme l'articulation carpo-radiale, par exemple, et l'on trouvera que l'organe soumis à cette expérience éprouve une roideur qui rend les mouvements plus ou moins difficiles, et ne peut être que le résultat d'un accroissement de l'élasticité des ligaments. Si le galvanisme agit ainsi sur ces derniers, il n'y a pas de raison pour ne pas admettre une action analogue sur les fibres élastiques de l'organe pulmonaire.

Il faut aussi dire que cette explication de l'action de la galvanisation sur le tissu pulmonaire n'est pas en harmonie avec le sentiment qu'en ont les malades, parce qu'ils disent tous que l'intérieur du poumon leur semble se dilater, qu'il grossit, qu'il s'y forme plus d'espace, etc. Toutes ces expressions sont à peu près synonymes, car elles disent toutes que la capacité de l'organe lui-même leur semble augmenter d'une manière toute directe; et ceux qui ont assez d'intelligence pour comprendre la signification des expressions affirment très positivement que la dyspnée diminue, non pas parce que l'expiration était insuffisante, et par conséquent le renouvellement de l'air

incomplet, mais bien parce que l'inspiration n'était pas
libre. Un malade auquel je cherchais à bien faire comprendre la portée et la nature de mes questions en comparant le mouvement respiratoire à un soufflet, me répondit nettement que son oppression ne provenait pas de
ce que le soufflet était trop plein d'air, mais de ce que
l'entrée en était presque bouchée.

On pourrait encore, avec une apparence de vérité,
établir l'hypothèse que la dyspnée était due à un spasme
des fibres circulaires des bronches, et que celles-ci se
relâchent sous l'influence du fluide induit, en raison de
son action sédative sur le système nerveux. Mais l'existence de cette espèce de spasme n'est pas du tout prouvée,
et il serait du reste un peu singulier d'admettre que le
même fluide qui contracte et roidit si généralement les
fibres musculaires eût encore la faculté de les relâcher.
Aussi, les personnes dont les organes de la respiration
sont dans l'état le plus normal possible, lorsqu'elles se
prêtent à une expérience de ce genre, éprouvent-elles
la même sensation de dilatation dans l'intérieur des poumons; et il n'y a cependant pour elles certainement aucun
spasme bronchique.

On est alors obligé d'admettre que le sentiment des
malades les trompe : que ma première explication est la
vraie, ou bien que le tissu pulmonaire et les ramuscules
bronchiques ont la faculté de se dilater, possèdent en
quelque sorte un pouvoir érectile, dont la science n'a pas
même encore supposé l'existence.

J'ai fréquemment observé que l'expectoration devient
plus facile, après la galvanisation, qu'elle ne l'était aupa-

ravant. On pourrait attribuer ce fait uniquement à la plus grande facilité de la respiration, s'il n'y avait pas, dans bien des cas, dans les bronches, des râles muqueux, qui diminuent dès que l'on commence à galvaniser, et qui disparaissent assez souvent pour plusieurs heures, ne reparaissant que lorsque la rigidité musculaire n'existe plus. Ces mêmes râles muqueux persistent, les jours où l'on ne galvanise pas les malades, pendant toute la journée, et je me demande si, dans ce cas, le fluide électrique n'agit pas d'une façon quelconque sur les cils vibratiles de la muqueuse, et si ce n'est pas à cette influence qu'il faut attribuer les changements indiqués dans les symptômes que l'on constate aisément par l'auscultation.

Il me reste encore à mentionner l'amélioration qu'éprouve la circulation en général, et probablement celle des poumons en particulier, du fluide électrique.

J'ai galvanisé, pendant le mois de décembre 1859, M. O..., fabricant de boîtes de montres d'or, qui a un empyème du côté gauche, suite d'une pleurésie qui lui était survenue quatre ans auparavant. En octobre dernier, à la suite d'une rechute et d'un nouvel épanchement, il fut pris d'un redoublement d'oppression. Il avait en même temps une forte gêne dans la circulation; les jugulaires, les veines du front, celles des tempes, regorgeaient de sang; le système cérébral se trouvait dans le même état, car M. O... avait de fréquentes somnolences, des maux de tête, etc. Après les premières séances, ces symptômes disparurent, et au bout d'un traitement de dix jours, le malade avait perdu son teint plombé : sa digestion, qui

avait été jusqu'alors très difficile, probablement à cause
de ce même défaut dans la circulation, s'améliora considérablement sans l'emploi de médicaments.

Le fluide galvanique, exerçant une action si puissante
sur l'organe pulmonaire, il est d'autant moins surpre-
nant qu'il opère quelquefois la guérison de phthisies
chroniques avancées, que cette forme guérit quelquefois
spontanément. En voici quelques exemples.

OBS. XXIII. — Mademoiselle Sophie B.... de Vich
(Vaud), âgée de vingt-six ans, domestique à Genève,
était phthisique depuis l'âge de la puberté ; mais sa maladie n'avait jamais pris un aspect alarmant, et dès son
début elle paraissait avoir suivi une marche chronique.
Peu à peu, cependant, les forces de mademoiselle B...
diminuèrent, et vers le mois de mars 1858 elle ne put
plus suffire à son service. C'est au mois d'avril 1858 que
j'entrepris son traitement ; elle se trouvait dans l'état suivant.

La percussion donnait un son mat dans une étendue
d'environ 10 millimètres carrés sous la clavicule droite,
et les parois thoraciques étaient visiblement déprimées,
ou plutôt affaissées à cet endroit.

A l'auscultation, on entendait des râles caverneux, une
forte bronchophonie, et dans presque tout le poumon
droit des râles muqueux. La malade toussait fréquemment et expectorait des matières puriformes, verdâtres,
en grande quantité ; elle avait une forte oppression au
moindre mouvement, la nuit elle avait des transpirations
abondantes. La fièvre n'était cependant pas très intense,
car je ne pus jamais compter plus de 100 pulsations par

minute. La maigreur du corps avait fait des progrès considérables, et depuis quelques jours il y avait de l'œdème aux pieds.

Dès les premières séances, mademoiselle B... éprouvait, dans les muscles de la poitrine, de très fortes roideurs qui duraient jusqu'au lendemain, et pendant la galvanisation elle se sentait réchauffée jusque dans l'intérieur du poumon; cette chaleur, qui persistait encore le soir, lui semblait être le principal élément du traitement.

Après quinze jours, l'oppression avait presque entièrement disparu; la circulation étant rentrée dans des conditions plus normales, l'œdème des pieds avait cessé, la toux était devenue moins fatigante et l'expectoration moins abondante.

Quinze jours plus tard, mademoiselle B... avait repris des forces, elle marchait avec facilité : la partie déprimée du thorax était visiblement relevée; la percussion donnait une matité moins étendue, l'auscultation ne faisait plus entendre ni râles caverneux, ni bronchophonie ; mais la respiration vésiculaire était, sur une surface large comme une pièce de 5 francs, presque nulle, et autour de ce foyer elle était très faible; les ulcères tuberculeux étaient donc fermés ou cicatrisés, mais la perméabilité du tissu pulmonaire n'était pas entièrement rétablie. La malade toussait encore, surtout le matin en se levant et le soir en se couchant; elle expectorait des mucosités blanchâtres qui n'avaient pas le caractère des matières purulentes qu'elle avait crachées auparavant. Se sentant assez bien, elle reprit son service.

Ce résultat était bien satisfaisant, et il y avait toute

probabilité que la marche de la phthisie était enrayée pour bien longtemps, on pouvait même espérer que la nature continuerait le travail commencé et amènerait peu à peu une guérison complète.

Mademoiselle B... resta dans ce même état pendant dix-huit mois environ; elle n'eut aucune rechute, et continua son service sans en éprouver aucune fatigue. Au commencement de novembre 1859, je l'auscultai de nouveau, et j'eus l'occasion de constater qu'il y avait la même matité au sommet du poumon, la même respiration imparfaite, que rien n'était changé, et que la nature n'avait pas opéré la résorption espérée.

Je commençai donc immédiatement un second traitement, qui eut cette fois un succès si complet, qu'après quatre semaines, le sommet du poumon gauche avait repris toute sa perméabilité, la matité avait entièrement disparu, la respiration y était aussi normale qu'à gauche.

OBS. XXIV. — M. R.... réfugié politique, âgé de trente-six ans, grand, brun, maigre, phthisique depuis plusieurs années, né de parents sains, était arrivé peu à peu à la dernière période de cette maladie. Il était très pâle, son teint était plombé; il avait une forte oppression et toussait beaucoup en expectorant des matières purulentes en grande quantité; son pouls donnait 120 pulsations par minute; il transpirait très abondamment toutes les nuits, et l'auscultation faisait entendre au sommet des deux poumons des bruits caverneux très distincts.

M. R... m'ayant exprimé le désir de suivre mon traitement galvanique, il fut décidé qu'on le commencerait le même jour, 7 février 1859. Au bout de quinze jours, il y avait une amélioration sensible : les transpirations nocturnes avaient beaucoup diminué, l'oppression était moins forte ; les forces du malade avaient gagné, ainsi que son appétit; il marchait plus facilement, et tout faisait espérer une réussite.... Mais M. R... vit reparaître, sans cause connue, dans les premiers jours de la troisième semaine, ses transpirations nocturnes, les forces se perdaient de nouveau, ainsi que l'appétit; il y avait, en un mot, une rechute complète, à l'exception de l'oppression, qui ne revint pas aussi pénible qu'elle avait été avant le commencement du traitement.

J'interrompis celui-ci pour une semaine, pendant laquelle je fis prendre à mon malade un peu de teinture d'*Erythroxylon coca*, qui diminua rapidement les transpirations et rétablit les forces. Je pus reprendre au bout de huit jours la galvanisation, qui n'offrit plus dès ce moment aucun incident ; le traitement réussit fort bien, quoique l'amélioration avançât très lentement; les transpirations cessèrent complétement au bout d'un mois, ainsi que l'oppression. La toux diminua peu à peu, et se borna, après deux mois et demi de traitement, à quelques petits accès le matin et le soir; l'expectoration était peu abondante et avait perdu son mauvais caractère, mais l'auscultation prouvait que les cavernes n'étaient pas cicatrisées; elles sécrétaient moins, et je présumais qu'elles s'étaient transformées en cavités fistuleuses, de façon que mon traitement n'avait réussi qu'à arrêter les progrès de la maladie. Le pouls était descendu à 90 pulsations par minute; le malade avait bon appétit et ses forces étaient assez bien revenues. Il cessa son traitement le 23 avril 1859, et alla s'établir chez un paysan du canton de Vaud, où il ne se nourrissait guère que de lait chaud et de pain.

Revenu à Genève, au mois d'avril, je le rencontrai dans la rue, et il m'affirma qu'il était très bien, qu'il ne toussait plus, qu'il n'avait aucune oppression, que ses forces étaient revenues comme elles avaient été avant sa maladie. Je le priai de vouloir venir me trouver, et j'eus l'occasion de constater que du côté droit, au sommet du poumon, il n'y avait plus de bruits caverneux, mais que la respiration vésiculaire n'était pas encore rétablie; que du côté gauche existaient encore les symptômes d'une caverne siégeant dans la profondeur du tissu, ou bien une fistule en communication avec un grand rameau bronchique. M. R... paraît avoir quitté Genève, et je n'ai pas eu occasion de l'examiner depuis.

Obs. XXV. — M. F...., négociant à Genève, âgé de trente-huit ans, atteint de phthisie pulmonaire depuis plusieurs années, eut, dans le courant du mois de décembre 1858, un très fort crachement de sang qui lui dura trois semaines. Il dut garder la chambre pendant les mois de janvier et février, et à peine commençait-il à sortir de nouveau, qu'au mois de mars son hémoptysie recommença avec autant d'intensité que la première fois.

M. F... se présenta chez moi pour la première fois le 24 juin 1859 : il était très pâle, très maigre, très affaibli, bien que son appétit et sa digestion fussent satisfaisants; il n'avait que peu de fièvre ; son pouls ne marquait que 84 pulsations par minute, mais il transpirait très abondamment toutes les nuits; il avait beaucoup d'oppression, une toux très fréquente et très fatigante, pendant la nuit surtout, mais son expectoration était presque nulle. La percussion donnait un son presque normal dans les deux régions sous-claviculaires: à l'auscultation, on y entendait des deux côtés des sifflements, des râles muqueux: peu de respiration vésiculaire, une expiration prolongée et bruyante.

J'ai commencé à le galvaniser le 27 juin, et comme il était très sensible, il obtint une très forte rigidité de ses muscles pectoraux, rigidité qui se maintenait toujours au moins vingt-quatre heures. Dès les premières séances, il trouvait que sa respiration devenait plus profonde, plus facile et plus complète; il marchait plus librement: la toux diminua graduellement, les crachements de sang ne se sont jamais renouvelés depuis: l'appétit reparut un sensiblement, et avec lui les forces musculaires se retrouvèrent. Les sifflements constatés au sommet des poumons diminuaient, et au bout de trois semaines ils avaient complètement disparu. Pendant la quatrième semaine, les râles muqueux ayant à leur tour diminué, la respiration vésiculaire devint plus distincte. La toux avait cessé dans la journée, il n'y en avait plus que le matin et quelquefois le soir; les nuits étaient excellentes, le sommeil était calme et sans toux. Ces progrès dans l'amélioration du malade se sont maintenus jusqu'à la fin de la septième semaine, époque à laquelle la respiration était à peu près normale, c'est-à-dire que les râles muqueux avaient complètement disparu et fait place à la respiration vésiculaire, mais l'inspiration se faisait toujours encore en deux temps, et l'expiration restait prolongée. Le malade a cependant continué jusqu'à présent à se conserver dans l'état où il se trouvait immédiatement après le traitement galvanique, et il est presque certain que la guérison se complétera peu à peu à la suite de l'impulsion que la galvanisation a imprimée à la marche de la maladie.

Obs. XXVI. — M. B..., de Buatigny, canton de Vaud, agriculteur, âgé de vingt-six ans, s'est présenté chez moi le 27 août 1859. Grand de taille, d'un embonpoint médiocre, mais d'un teint livide et violacé, il était voûté, et sa colonne vertébrale présentait en outre une déviation peu considérable du côté droit. À la suite de plusieurs catarrhes que M. B... a eus pendant l'hiver de 1858 à 1859, il lui est resté au printemps de cette année une toux opiniâtre qui cependant ne l'inquiétait pas, parce qu'elle n'était accompagnée ni de crachements de sang, ni d'expectoration abondante. Mais avec la belle saison elle augmenta au lieu de diminuer, le malade commença à avoir de l'oppression, et fut obligé d'abandonner tous ses travaux par suite de faiblesse; la nuit il transpirait fortement, surtout vers le matin.

À l'inspection extérieure de sa poitrine, je trouvai le côté droit moins bombé, moins bien formé que le côté gauche, différence que je crus devoir attribuer à la déviation de la colonne vertébrale. Du côté droit, la percussion donnait un son plus mat qu'à gauche, et à l'auscultation on entendait une inspiration dure, presque bronchique, une expiration prolongée et très bruyante; la respiration vésiculaire était nulle, il y avait quelquefois des râles muqueux qui semblaient venir de la profondeur de l'organe. Le malade m'avoua qu'il avait beaucoup maigri depuis quelque temps, surtout depuis qu'il se sentait si faible ; il avait perdu son appétit : le pouls marquait 96 à 100 pulsations par minute.

Je commençai le traitement galvanique le même jour. M. B... était assez sensible ; il était facile de produire sur lui une rigidité musculaire considérable, qui se maintenait pendant douze heures de temps. Je commençais chaque jour la séance par la galvanisation des muscles du dos, et dès que le malade pouvait se tenir droit, je passais à la poitrine.

Déjà à la fin de la première semaine, M. B... commençait à marcher plus droit et en même temps avec plus de facilité, parce que son oppression avait sensiblement diminué ; sa circulation s'était améliorée, son teint violacé et plombé commençait à prendre des nuances plus naturelles, la toux avait diminué.

A la fin de la seconde semaine, le côté droit de la poitrine était moins affaissé, la respiration plus normale ; il y avait plus de respiration vésiculaire ; le malade ne toussait plus que cinq ou six fois le matin en se levant ; dans la journée il n'y avait plus de toux : le soir, au moment de se mettre au lit, il ne toussait qu'une ou deux fois légèrement. Les transpirations avaient cessé peu à peu, le pouls marquait 88 à 92 pulsations ; l'appétit était meilleur, les forces avaient rapidement augmenté.

A la fin de la quatrième semaine, le malade avait une respiration normale : du côté droit, la poitrine s'était relevée ; la toux et l'oppression avaient complétement disparu : le malade avait bonne mine, il se sentait fort et vigoureux, et il retourna dans son village pour reprendre les travaux de la campagne, qui certainement ne lui seront pas nuisibles.

Les observations qu'on vient de lire prouvent suffisamment que, si l'on ne peut pas guérir toutes les phthisies arrivées à la période de la fonte tuberculeuse, on ne doit pas non plus être trop exclusif, et renvoyer tous les malades de ce genre, parce que l'on en trouvera toujours quelques-uns qui guériront par la dilatation de la poitrine, alors même que leur affection sera déjà très avancée.

Je n'ajouterai que le cas suivant, qui m'amènera tout naturellement à quelques observations sur les essais que j'ai faits pour traiter par la galvanisation les affections du larynx, qui accompagnent si souvent la phthisie ou qui la précèdent.

M. G..., graveur à Carouge, était venu se faire galvaniser, au commencement du mois d'avril 1859, pour une phthisie chronique, et il obtint en peu de temps un résultat assez satisfaisant pour le décider à me demander de vouloir faire un essai sur son frère cadet, âgé de vingt-trois ans, ouvrier monteur de boîtes, demeurant également à Carouge, et alité depuis sept mois pour une phthisie pulmonaire tuberculeuse, avec une grave laryngite de la même nature.

§ 3.   Traitement des laryngites.

Obs. XXVII. — M. G... cadet, né de parents qui paraissent être parfaitement sains, a eu, pendant l'été de 1857, d'après ce qu'il m'a raconté, une forte hémorrhagie des voies aérifères, par laquelle paraît avoir débuté sa phthisie, qui depuis ce temps s'est régulièrement aggravée, de sorte qu'au commencement de novembre 1858 il dut garder le lit. M. G... avait de fréquents et violents accès de toux, avec une expectoration peu abondante, et tous les trois ou quatre jours il avait, pendant plusieurs heures, des crachements de sang qui lui semblaient venir du larynx. Celui-ci était très douloureux, et constamment le malade y éprouvait un brûlement et un chatouillement déterminant de vives angoisses, et qui étaient accompagnés d'une sécheresse des plus pénibles. A l'examen, je trouvai le voile du palais, les amygdales, le pharynx d'un rouge violacé. A l'auscultation, je constatai au sommet du poumon gauche les symptômes de plusieurs cavernes, dont une était très superficielle, mais de peu d'étendue. La percussion accusait de la matité dans cette région. M. G... avait, en outre, 120 pulsations par minute, des transpirations très abondantes pendant la nuit, et une oppression si grande, qu'amené en voiture chez moi, il avait la plus grande peine à monter les deux étages de ma demeure, et que son frère, qui le soutenait, était presque obligé de le porter.

Je commençai le traitement du jeune G... le 25 avril en galvanisant sa poitrine seulement, qui était très sensible et dans laquelle il éprouva une si forte rigidité qu'il lui eût été impossible de se plier entièrement par les hanches. Il revint le lendemain avec [illegible] continuer son traitement, parce qu'il lui semblait que la grande fatigue et la faiblesse qu'il avait éprouvées jusqu'à présent dans sa poitrine avaient diminué. Il croyait également avoir un peu moins d'oppression. Après quel-

ques séances, il n'était pas douteux que le jeune M. G...
se trouvât mieux : il avait repris des forces, son oppression avait réellement diminué ; il montait facilement les
escaliers, que les premiers jours il ne pouvait franchir que
fortement soutenu par son frère : mais les symptômes de
la laryngite tuberculeuse, la douleur, le sentiment de
brûlure, les violents accès de toux, n'avaient que peu ou
point diminué : les crachements de sang s'étaient également reproduits. Je me décidai alors à essayer contre cette
laryngite le courant direct de ma petite pile de Grove,
d'après le système de M. Becquerel (1). En humectant fortement les éponges avec de l'eau légèrement acidulée d'à peu
près 1/200 d'acide sulfurique, le courant d'une telle pile
est assez intense pour déterminer sur la peau une forte
rougeur, pour appliquer même quelques phlyctènes et agir
de cette façon comme caustique et comme dérivatif. Pendant l'application du courant direct, le malade éprouve dans l'intérieur du larynx un fort chatouillement accompagné d'une
sensation particulière, difficile à décrire, qui l'oblige à
tousser. La bouche se remplit en même temps de salive d'un
goût métallique, qu'on est constamment obligé d'avaler.
Dès qu'on cesse de galvaniser, la sécrétion de cette salive
et le goût métallique cessent immédiatement : mais le sentiment de brûlure et la sécheresse diminuent avec elle, et
les accès de toux deviennent plus rares et moins fatigants.

Après quelques jours d'expériences de ce genre, il
semblait à M. G... qu'il ne sentait pas, dans l'intérieur
de son larynx, un effet aussi calmant du courant voltaïque

(1) Voy. *Galvanothérapie, ou de l'application du courant galv. constant
au traitement des maladies nerv. et muscul.* Paris, 1860, in-8.

que dans la poitrine, après une galvanisation par influence.
Ne voulant pas perdre l'effet dérivatif du courant direct,
je tentai d'appliquer d'abord celui-ci, et je passai ensuite
par-dessus la cravate les excitateurs du fluide induit. Le
malade affirma de la façon la plus positive qu'après cette
dernière manière de galvaniser, il se sentait beaucoup
plus soulagé et mieux calmé, dans son larynx, que lorsqu'on n'employait que les éponges.

J'ai donc continué tout le traitement d'après cette direction dictée par les sensations et d'après les opinions
du malade, en galvanisant d'abord avec le courant direct,
puis avec le fluide induit le larynx et ensuite le thorax,
et je n'eus qu'à me louer de ces essais.

Au bout de quinze jours, le malade se trouvait réellement soulagé : il n'avait plus les quintes de toux qui l'a-
vaient si longtemps et si cruellement tourmenté, surtout
pendant la nuit; il avait retrouvé un sommeil parfaitement calme et tranquille; les crachements de sang, qui
s'étaient répétés depuis plusieurs mois tous les trois ou
quatre jours, ne s'étaient pas reproduits; l'oppression avait
presque entièrement cessé, et le malade avait repris des
forces, au point de pouvoir faire la moitié du trajet de
Carouge à Genève à pied; mais la fréquence du pouls et
les transpirations n'avaient subi aucun changement. Les
cavernes au sommet des poumons paraissaient se râler
en moins grande abondance, les bruits de gargouillement
s'y faisaient moins entendre.

Après un mois de traitement, toute sensation anormale
dans le larynx avait complétement cessé, les crachements
de sang ne s'étaient pas reproduits; le malade dormait

toute la nuit sans tousser une seule fois ; ce n'était que le matin qu'il avait encore quelques accès, avec une expectoration, peu abondante, d'une mucosité jaunâtre.

A la fin du second mois, M. G... était en apparence parfaitement guéri de sa laryngite tuberculeuse et de sa phthisie ; le sommet du poumon ne présentait plus aucun bruit caverneux : la respiration était presque normale, sans râles muqueux. Il n'avait plus d'oppression, et la fabrication des montres n'allant pas très bien en ce moment-là, le jeune homme commença à aider son père dans la culture de son jardin. Il ne lui était resté qu'un seul symptôme morbide, celui de très abondantes transpirations pendant toute la nuit, transpirations qu'il trouvait particulièrement désagréables à cause de leur odeur fétide.

Cet état dura deux mois. Le 24 août, M. G..., voulant absolument se défaire de ces transpirations, vint me trouver, et insista pour que je lui prescrivisse quelque chose. Je lui fis prendre six pilules d'un grain de sulfate de quinine, une toutes les deux heures. Les transpirations s'arrêtèrent sur le coup, et trois jours après, il fut pris de fièvre avec une violente céphalalgie, qu'un traitement antiphlogistique ne put calmer. Le 29, il y eut paralysie complète de tout le côté droit, et le malade expira le lendemain soir, sans avoir une seule fois toussé pendant ces cinq jours de maladie. La mère refusa l'autopsie du corps, et il me fut impossible de constater dans quel état se trouvaient les poumons et le larynx, et si la mort, survenue si promptement à la suite de la suppression des transpirations, était due à la présence dans l'encéphale de quelque tubercule existant peut-être à l'état indo-

lent depuis longtemps, et qui, se cicatrisant promptement, avait donné lieu à un abcès qui causa la paralysie
et la terminaison fatale.

Obs. XXVIII. — Je crus devoir faire part de l'observation précédente à mon collègue M. le docteur P... qui
était lui-même atteint d'une laryngite sur la nature de
laquelle les nombreux médecins qu'il avait consultés n'é-
taient pas d'accord. Il avait eu, il y a huit ans, une forte
pleurésie avec un épanchement très abondant, et plusieurs récidives depuis; son état, assez grave déjà, se
compliqua d'une laryngite chronique. Dans le mois de
février 1859, il alla chercher un meilleur climat à Montpellier, et ensuite à Cannes, où sa pleurésie récidiva de
nouveau, et où son affection du larynx s'aggrava au point
de lui faire perdre complètement la voix. Il survint en
même temps un crachement de sang peu considérable,
peu alarmant, il est vrai, et qui ne paraissait que le matin,
mais qui durait déjà depuis six mois, lorsque M. le docteur P... se décida à faire un essai avec le galvanisme.

Depuis longtemps il avait pris différents médicaments
qui n'avaient produit aucun effet; il les cessa tous pour
que l'expérience fût plus concluante.

Son traitement fut dirigé comme celui de M. t...:
j'appliquai d'abord le courant voltaïque sur la région du
larynx, où il causa une forte rougeur, et fit lever par
places des petites vésicules blanchâtres, qui disparaissaient cependant au bout de quelques heures, en laissant après elles une légère desquamation de l'épiderme.
M. P... aussi sentait pendant l'action du courant voltaïque, dans l'intérieur du larynx, le chatouillement et sa

goût métallique qui amassait dans sa bouche de la salive qu'il était obligé constamment d'avaler. Lui aussi trouvait que toutes les sensations anormales que depuis longtemps il y avait ressenties cessaient pendant plusieurs heures après l'application du courant direct.

Mais il remarqua aussi que, lorsqu'on galvanise ensuite par influence, la sensation de calme et de bien-être est plus prononcée et plus distincte.

Après le larynx, je galvanisai également pendant environ cinq minutes le thorax, non pas dans l'intention de le dilater, mais dans l'espoir de calmer un peu l'irritation et la toux, et de faciliter la respiration en donnant plus de ton au nerf pneumogastrique.

Le résultat fut assez favorable : le crachement de sang cessa dès les premiers jours ; la toux diminua considérablement, ainsi que l'oppression ; les forces revinrent peu à peu, et après douze séances, il y eut une véritable amélioration dans toute la constitution du malade ; l'aphonie seule resta telle qu'elle était. A la fin du mois, M. le docteur P... alla à Nice, dans l'intention d'y passer l'hiver.

Obs. XXIX. — M. G..., âgé de quarante ans, fortement constitué, avec un buste bien développé, craignait d'avoir une prédisposition à la phthisie, parce que son père, son frère et deux sœurs avaient succombé à cette affection ; il éprouvait lui-même, depuis plusieurs années, dans son larynx, un picotement et une sensation de sécheresse, qui provoquaient une toux fréquente, peu forte et sans sécrétion, mais qui l'inquiétait néanmoins. Il avait de plus de très mauvaises digestions ; souvent il vomissait, principalement le matin. Mais comme il fumait beaucoup, j'attribuai tous ses malaises à l'usage du cigare : il l'abandonna complétement depuis le mois de septembre 1859, aussi sa digestion devint-elle beaucoup meilleure. Les vomissements cessèrent, mais l'irritation du larynx persista ; elle n'était donc pas provoquée par le tabac, et il y avait lieu de croire à une affection idiopathique qui pouvait devenir sérieuse. Plusieurs médicaments que j'avais prescrits n'amenant aucun soulagement, je proposai à M. G... le traitement qui avait déjà réussi dans les deux cas précédents. Il commença le 15 décembre 1859, et jusqu'au 30 du même mois, il cessa d'éprouver la sensation désagréable qu'il avait eue dans son larynx : le picotement cessa, ainsi que la sécheresse et la toux. Comme dans le cas précédent, le malade n'avait pris aucun médicament pendant le traitement ; il faut donc aussi attribuer le résultat uniquement au galvanisme.

Il serait prématuré de tirer des conclusions de trois observations, mais je crois devoir les signaler à l'attention des médecins qui s'occupent de ce genre de traitement ; peut-être obtiendront-ils des résultats semblables, et je serais heureux d'avoir contribué à trouver, pour les nombreuses affections du larynx, un traitement permettant d'espérer plus de réussites que n'en ont donné ceux que la science a mis jusqu'à présent à notre disposition.

§ 4. — Traitement des affections asthmatiques.

Un symptôme des plus pénibles dans les maladies de poitrine, surtout lorsqu'elles ont atteint la troisième période, c'est incontestablement l'oppression. On pouvait supposer *à priori* qu'elle diminuerait avec les progrès que ferait la dilatation de la poitrine, et l'expérience a pleinement confirmé cette supposition; mais la galvanisation par induction a de plus, sur le nerf pneumogastrique, une action toute directe, que je résolus de mettre à profit dans les affections asthmatiques, aussitôt que j'en aurais l'occasion. Elle se présenta bientôt dans le cas suivant.

Obs. XXX. — Mademoiselle R..., âgée de quarante-cinq ans, me fit appeler vers la fin du mois de juin 1854, pour un asthme qu'elle avait depuis douze ans, toutes les années pendant les mois d'été, et qui était d'autant plus fort et continuait d'autant plus longtemps, que les chaleurs étaient plus intenses et plus prolongées. Mademoiselle R... avait suivi à différentes époques des traitements médicaux sans jamais obtenir de soulagement. Je lui proposai d'essayer la galvanisation à distance. Dès que j'eus posé les deux excitateurs sur l'épigastre, elle éprouva immédiatement du soulagement; déjà la première nuit elle put rester au lit, au lieu de la passer, comme les précédentes, sur un fauteuil devant la fenêtre ouverte. Elle continua ce traitement pendant trois semaines, et bien que les chaleurs eussent toujours augmenté et qu'elles fussent très fortes en 1854, l'asthme de mademoiselle R..., qui aurait certainement duré jusqu'au mois de septembre, se calma complétement : elle put se promener, et se trouva aussi bien que dans la saison d'hiver, pendant laquelle elle ressent le moins d'oppression.

Obs. XXXI.— M. D..., âgé de soixante ans, d'un tempérament sec et nerveux, avait depuis plusieurs années un catarrhe chronique, qui devenait de plus en plus pénible à la fin de l'automne et pendant l'hiver, surtout lorsqu'il y avait des brouillards. En décembre 1856, son oppression habituelle avait pris les caractères de l'asthme; il lui était devenu impossible de rester au lit, et il ne pouvait que très difficilement marcher pendant la journée. Ayant entendu parler de mon application du galvanisme dans des maladies de ce genre, il me fit appeler.

En l'examinant, je trouvai sa poitrine bien conformée, il n'y avait aucune dilatation notable du cœur; on entendait dans toute l'étendue du poumon différents râles, une respiration bruyante; il y avait absence complète du murmure vésiculaire; les mouvements du thorax étaient presque nuls, et le malade disait éprouver une très grande anxiété, surtout dès qu'il voulait marcher, ou dès qu'il essayait de se coucher. Le lendemain, il se fit porter chez moi, et la galvanisation par l'induction eut un tel succès sur lui, que, quoique pénible [illegible], il put cependant retourner à pied chez lui, son traitement dura un mois. Il éprouva une amélioration bien considérable dans son catarrhe chronique. La respiration était redevenue libre. [illegible] dormait paisiblement dans son lit, il marchait librement, et il ne lui restait qu'un peu de dyspnée en montant les escaliers.

Obs. XXXIX. — Madame la [illegible] d'O...., Russe, asthmatique depuis longtemps [illegible] en automne 18[illegible], où elle avait accompagné ses fils dans la pension d'étrangers de Lausanne [illegible] entendit parler des traitements galvaniques par [illegible] après moi, et vint me trouver. Cette dame, âgée de quarante ans, d'une excellente constitution, avait eu dans sa jeunesse [illegible] froidissement qui lui avait fait perdre la voix, mais il ne lui était resté aucune gêne dans la respiration. A l'âge de neuf ans, elle eut une grande frayeur, suivie d'accidents nerveux, desquels il resta une affection asthmatique d'une périodicité irrégulière. Quelquefois la malade pouvait très bien rester couchée dans son lit, et elle dormait tranquillement, sans qu'il lui fût nécessaire d'avoir le haut du corps très élevé ; d'autres fois elle était obligée de rester assise toute la nuit, ne pouvant pas dormir un seul instant. Madame d'O... marchait quelquefois très bien, à la promenade surtout et lorsqu'elle n'était pas pressée ; d'autres fois elle avait beaucoup de peine, et la moindre précipitation de pas lui donnait un accès d'asthme si terrible, qu'elle ne pouvait respirer qu'en hurlant.

Parmi toutes les causes capables d'amener de pareilles crises, les affections morales pénibles étaient celles qui exerçaient la plus fâcheuse influence ; la moindre contrariété pouvait aggraver le mal, et madame d'O... m'a plus d'une fois signalé ce fait, que la crainte de ne pas arriver à temps pour partir par un chemin de fer ou un bateau à vapeur la paralysait au point de l'obliger à s'arrêter.

Madame d'O... se décida à suivre un traitement galvanique, qu'elle commença le 5 octobre ; elle était peu sensible, et il était difficile d'obtenir sur elle une rigidité un peu considérable avec un faible courant ; cependant, en en essayant un plus fort, elle se trouvait fatiguée et prise d'angoisses, de manière qu'il devint bientôt évident que pour réussir, il fallait aller doucement, et suppléer par un plus long traitement à la faible action du courant induit.

Quoique la saison déjà avancée ne fût pas très propice, il y eut néanmoins une amélioration sensible au bout de quinze jours, et un mois plus tard madame d'O... pouvait se considérer comme guérie de son asthme; elle marchait facilement et d'un pas précipité, même lorsque le chemin allait en montant; elle n'avait plus de mauvaises nuits, elle dormait toujours très bien. Le traitement avait duré six semaines, et en me témoignant sa reconnaissance pour la réussite, madame d'O... m'exprima en même temps son étonnement, que pendant tout ce temps elle n'eût pas eu une seule fois sa migraine habituelle, pour laquelle elle avait été obligée jusqu'à présent de garder le lit au moins un jour par semaine. Madame d'O... est repartie pour son pays à la fin de décembre, et cette migraine n'avait pas reparu encore.

Obs. XXXIII. — M. B..., rentier à Nyon, âgé de trente-deux ans, d'une très forte constitution et d'un embonpoint considérable, avait depuis plusieurs années une oppression spasmodique quand il montait un terrain en pente ou des escaliers. Ces derniers lui étaient devenus si pénibles, qu'il avait pris le parti de les franchir à reculons, et il se trouvait assez bien de ce singulier expédient, car au moins arrivait-il sans être hors d'haleine. En plaine, il marchait parfaitement bien; il pouvait même ramer sans ressentir la moindre oppression. Sa constitution pléthorique lui donnait de fréquents et violents maux de tête, toujours accompagnés de symptômes de congestion cérébrale.

M. B... vint me consulter en mai 1859, fort désireux d'être guéri de son affection asthmatique. Il ne demandait qu'à être galvanisé, et prit à l'instant même une séance. Quoique je n'eusse employé qu'un courant peu intense, il éprouva néanmoins au bout de trois minutes de forts vertiges, des éblouissements, un violent mal de tête; son visage devint excessivement rouge, les carotides battaient avec force: il y avait, en un mot, une congestion cérébrale des mieux prononcées. Je lui appliquai une compresse d'eau glacée sur la tête, lui fis prendre un bain de pieds très chaud, et au bout de trente minutes l'accident était conjuré. M. B... put s'en aller sans éprouver de malaise. Je le priai de ne pas se laisser rebuter par cette première séance, et de venir le lendemain; je lui promis une meilleure réussite.

Il revint effectivement, et diminuant autant que possible l'intensité de mon courant induit, je lui fis des passes avec mes excitateurs le long des extrémités inférieures jusqu'à ce que celles-ci commençassent à s'engourdir. A ce moment j'interrompis la séance, et je laissai partir M. B..., très content cette fois de n'avoir point éprouvé d'accidents.

Le jour suivant, il se trouvait déjà soulagé: il avait monté les escaliers pour venir chez moi, un peu lentement, mais non à reculons, comme il le faisait auparavant. La troisième séance fut dirigée comme la seconde, elle eut le même résultat; et après six jours de traitement il était complétement guéri, non-seulement de sa dyspnée asthmatique, mais aussi de ses maux de tête et des congestions cérébrales qui lui étaient si habituelles. M. B... a pris depuis une occupation qui l'oblige à marcher beaucoup dans les montagnes du Jura, cependant aucune récidive n'est venue jusqu'à présent l'interrompre dans ses entreprises.

Il me reste à citer une dernière observation du même genre, quoiqu'il ne s'agisse pas d'un véritable asthme, mais tout simplement d'une dyspnée chlorotique.

Obs. XXXIV. — Mademoiselle D.... de Lausanne, âgée de vingt-deux ans, orpheline, avait eu dans l'été de 1857, à Stuttgard, où elle séjournait, un rhumatisme aigu, pour lequel on l'avait saignée. Elle en fut très bien guérie, mais elle devint chlorotique et eut de fortes palpitations, une très grande dyspnée : elle s'enrhumait très facilement et toussait presque toujours.

Son frère cadet, âgé de seize ans, venait de mourir d'une phthisie pulmonaire, lorsqu'on m'amena mademoiselle D... qui était condamnée par son médecin. Les renseignements que me donnèrent son oncle et sa tante m'apprirent qu'on la considérait également comme poitrinaire, et, de plus, comme atteinte d'une maladie organique du cœur à la suite d'une péricardite rhumatismale.

Elle eut beaucoup de peine à monter l'escalier de ma demeure, tant la dyspnée était forte, mais après sept à dix minutes elle se calma, et je pus l'ausculter. Il me fut impossible de trouver le moindre symptôme qui pût autoriser à croire à une phthisie commençante, et l'exploration du cœur me démontra qu'il n'y avait ni bruits anormaux, ni hypertrophie ; d'où je conclus que sa grande dyspnée et ses palpitations appartenaient uniquement à la chlorose.

Je fis quelques séances galvaniques avant de prescrire

des médicaments, dans le but de savoir si, dans des cas
de ce genre, le fluide induit exerçait, comme d'habitude,
une action tonique sur l'organisme. Six séances suffirent
pour me prouver que cette influence peut être très utile :
je prescrivis alors des ferrugineux, du vin, des viandes
rôties, et trois semaines plus tard mademoiselle D... était
guérie de sa chlorose et de sa dyspnée, ainsi que de ses
palpitations.

§ 5.   Traitement des abaissements et des chutes de l'utérus.

Obs. XXXV. — Le 17 juillet 1855, je fus appelé dans
le faubourg Montbrillant, chez madame F..., âgée de
trente-six ans, petite, maigre, sèche. Femme de ménage
de son état, elle était tombée quelques jours auparavant
à la renverse, et il en était résulté une chute complète de
la matrice. Madame F... était au lit, souffrant cruellement
de maux de ventre et de l'inflammation de la muqueuse
de l'utérus qu'elle n'avait pas pu faire rentrer. Je fis également une tentative pour la replacer, mais inutilement ;
les violentes coliques et les efforts qui les accompagnaient
la repoussaient toujours. Un cataplasme laudanisé fut appliqué, et je prescrivis quelques poudres d'un douzième de
grain d'acétate de morphine, à prendre une toutes les
heures.

Le lendemain, les coliques ayant beaucoup diminué, je
pus faire rentrer la matrice, mais elle resta à l'entrée du
vagin, près de sortir de nouveau au moindre effort. Les
cataplasmes et l'acétate de morphine furent continués, et
au bout de trois jours madame F... put se lever, mais

aussitôt qu'elle se tenait debout, l'utérus rechutait. Je le fis retenir tant bien que mal par un bandage, et la malade vint chez moi pour essayer si, au moyen de la galvanisation, on ne parviendrait pas à rendre un peu de ton, soit aux fibres circulaires du vagin, soit aux ligaments utérins, ce qui m'avait déjà réussi plus d'une fois. La malade, qui était d'une sensibilité extraordinaire, éprouva bientôt la sensation d'un rétrécissement du vagin, et il lui sembla en même temps que la matrice remontait un peu. Je fis une séance de dix minutes, après laquelle j'enlevai le bandage, et je fis faire à madame F… quelques tours dans la chambre. La matrice n'était pas retombée et en examinant je constatai qu'elle était, au contraire, plus haut placée qu'avant la séance. Pour plus de précaution, j'appliquai de nouveau le bandage, et madame F… s'en alla chez elle.

Le lendemain, elle revint continuer son traitement, et obtint le même résultat que la première journée : je me décidai à enlever complètement le bandage, quitte à le replacer dans le cas où la chute se reproduirait.

Je recommandai naturellement à ma malade de se recoucher dès qu'elle serait arrivée chez elle, et de faire rentrer la matrice si elle sortait, ou bien si elle ne réussissait pas, de me le faire savoir.

Le troisième jour, madame F… vint tout heureuse m'apprendre que la matrice n'était pas ressortie, qu'elle avait très bien pu marcher, et qu'en un mot elle croyait être en bonne voie de guérison.

J'ai continué ce traitement sans interruption pendant trois semaines, au bout desquelles madame F… qui avait besoin de gagner sa vie, reprit son ouvrage habituel : la matrice était parfaitement à sa place, et depuis ce temps la pauvre femme n'a pas cessé un seul jour de travailler du matin au soir, portant souvent sur sa tête des charges au-dessus de ses forces, et cependant jamais sa matrice n'est redescendue.

OBS. XXXVI. — Madame de Z...., de Berne, âgée de trente-sept ans environ, de taille moyenne, mère de quatre enfants, dont le dernier de neuf ans, au reste d'une excellente constitution, avait depuis environ dix-huit mois une irritation de la vessie qui l'obligeait à uriner tous les quarts d'heure, et quelquefois plus fréquemment encore, la nuit surtout : ce qui la privait de sommeil et la fatiguait horriblement.

Madame de Z.. était également très hystérique ; elle avait quelquefois des accidents si violents, qu'elle se débattait et poussait des cris involontaires pendant des heures entières. Les médecins qu'elle avait consultés étaient, à ce qu'il paraît, à peu près tous d'accord sur le diagnostic, et considéraient une descente de l'utérus comme la cause principale de l'irritation de la vessie.

Je fus appelé le 5 mai 1855. En examinant madame de Z...., je trouvai qu'il y avait réellement un déplacement considérable, que l'utérus pesait fortement sur le périnée, et chez une personne hystérique cela pouvait bien occasionner des symptômes nerveux. Il n'y avait du reste point de leucorrhée : la menstruation était régulière, aussi bien sous le rapport de la périodicité que sous celui de la quantité de la perte. Mais au lieu d'augmenter surtout avant l'apparition, comme cela est ordinaire-

ment le cas, les accidents nerveux et l'irritation de la
vessie disparaissaient au contraire : la période de la menstruation était pour madame de Z... une époque de
bien-être.

Elle voulait essayer la galvanisation, et le lendemain,
6 mai, elle prit sa première séance. Je la plaçai à demi
couchée sur un large fauteuil, et après avoir fait remonter
l'utérus avec mon doigt, j'appliquai un des excitateurs par-
dessus les vêtements sur le périnée, et l'autre sur le
pubis. La malade, quoique très nerveuse, étant néanmoins
peu sensible au fluide induit, j'eus bien de la peine avec
mes appareils, encore imparfaits alors, à produire des
effets locaux bien distincts. Pendant les premières séances
madame de Z... tomba dans une espèce d'assoupissement,
qu'elle disait être très agréable et très calmant ; et ce
n'est qu'après quelques jours qu'elle commença à éprouver bien manifestement des contractions dans le vagin,
la soulageant en ce sens que l'utérus pesait moins fortement sur le périnée.

Jamais les effets du galvanisme n'avaient été bien énergiques ; madame de Z... se trouva cependant rétablie :
après trois semaines de traitement, l'utérus avait repris
sa place, l'irritation de la vessie avait presque disparu, et
depuis le commencement du traitement elle n'avait pas
eu un seul de ces accès d'hystérie auxquels elle était si
sujette.

Le mois suivant, madame de Z... alla à Évian, où les
eaux de la source Cachat enlevèrent les derniers restes de
la trop grande irritabilité de la vessie, et la malade resta
sans accidents nerveux jusqu'à la fin du mois d'août.

époque à laquelle un très grand chagrin amena une nouvelle crise.

Obs. XXXVII. — Madame H..., âgée de cinquante-quatre ans, mère de deux enfants dont le dernier en avait dix-neuf, eut, après la cessation des époques, une très forte leucorrhée qui paraît avoir amené un tel relâchement des organes génitaux, qu'il en résulta peu à peu une véritable chute de l'utérus. Pendant plusieurs années madame H... fut obligée de retenir l'organe par un simple bandage, parce qu'il lui était impossible de supporter un pessaire. Elle vint me consulter au commencement du mois d'octobre 1856, principalement pour sa leucorrhée, qui la faisait beaucoup souffrir en irritant et rougissant les parties au point qu'elle pouvait à peine marcher. Des applications et des injections d'une solution d'alun, puis des cataplasmes, calmèrent bientôt ces symptômes; mais en examinant au spéculum, je trouvai une large ulcération sur le col de la matrice. Après quelques cautérisations, cette ulcération se cicatrisa, et je crus pouvoir entreprendre le traitement galvanique pour donner du ton à tous ces organes relâchés depuis si longtemps. Les premières séances promirent un très beau résultat, car, après six jours de traitement, madame H... entreprit, sans ma permission, une assez longue promenade à la campagne, sans bandage et sans que la chute reparût.

Cette imprudence n'eut aucune suite fâcheuse; le traitement continua à bien aller jusqu'au douzième jour, où la malade eut une très grande émotion qui ramena sa leucorrhée avec une forte cuisson dans le vagin et dans la vulve. Il fallut cesser la galvanisation, recommencer la

cautérisation, les injections d'alun et tout le traitement
préalable. Puis, faisant de nouveau usage du fluide induit, je crus pouvoir rendre le courant un peu plus fort
et faire les séances plus longues, pour rattraper le temps
perdu. Mais madame H... commença à devenir de plus
en plus insensible : au bout de quelques jours, il me fut
impossible d'exciter les moindres symptômes de contraction ou de rigidité, il fallut abandonner le traitement qui
avait si bien débuté, et la malade n'en eut pas même un
soulagement.

Il était pour moi évident que j'avais outre-passé la mesure qui convenait à madame H... : mais était-ce parce
que j'avais pris un courant trop fort, ou bien avais-je
seulement galvanisé trop longtemps, ou était-ce l'un et
l'autre? Je ne pouvais le savoir, mais j'étais rendu attentif,
et j'espérais que bientôt je saurais comment faire dans
de pareilles circonstances. L'observation suivante me mit
sur la voie.

Obs. XXXVIII. — Madame X...., âgée de trente-deux
ans, d'une bonne constitution, n'a jamais été scrofuleuse
ni hystérique. Mère de quatre enfants dont le dernier n'a
que quatre ans, elle eut à la suite de sa dernière couche
un abaissement de l'utérus qui fut accompagné d'une si
grande faiblesse, qu'elle garda le lit pendant plusieurs mois
sans avoir la force de se lever. Son médecin avait en vain
essayé les ferrugineux, les amers, les injections astrin-
gentes ; il n'y eut d'amélioration qu'après l'usage des
bains froids dans l'Arve et après un séjour de plusieurs
mois à la montagne. Madame X... resta dans cet état de
faiblesse, tantôt dirigeant, quoique avec peine, l'éduca-

tion de ses enfants et son ménage, tantôt de nouveau alitée pour plusieurs jours, jusqu'au commencement de mars 1857. A cette époque elle me fit appeler : elle était bien colorée et bien nourrie : il n'y avait pas de symptôme d'anémie qui aurait, au moins en partie, pu expliquer la grande faiblesse : il n'y avait pas non plus de leucorrhée ; l'utérus n'était ni douloureux, ni tuméfié, il était simplement abaissé, et l'on trouvait le col à l'entrée du vagin. Madame X... avait une excellente digestion et un appétit très régulier. Du côté du système nerveux il n'y avait absolument rien à noter que cette grande faiblesse. Après plusieurs jours de repos, madame X... pouvait se lever, et même faire une ou deux visites, mais un quart d'heure de marche la fatiguait au point qu'elle était obligée de se remettre au lit, et il lui semblait alors que l'utérus allait tout à fait sortir.

J'étais convaincu que le galvanisme opérerait favorablement sur elle, je lui proposai donc ce traitement. Il fut commencé le 10 mars, et la première séance fit un si bon effet, que madame X... sentit se contracter, non-seulement le vagin, mais aussi les muscles abdominaux, qui étaient auparavant très relâchés, comme on les trouve fréquemment chez les femmes qui ont eu plusieurs grossesses très rapprochées. Elle s'en alla très contente de sa première séance, car elle se trouvait également fortifiée dans les jambes et dans le dos ; toute fatigue avait disparu ; on pouvait donc espérer une réussite complète. Je n'avais fait qu'une séance de dix minutes et je n'avais employé qu'un faible courant.

Le lendemain, avec la même intensité du courant, ma

malade n'éprouvait pas des effets aussi énergiques que le premier jour, bien que j'eusse prolongé la séance jusqu'à quinze minutes.

Le troisième jour, je commençai avec un courant plus fort, mais il fallut néanmoins quinze minutes pour obtenir des effets qui pouvaient se comparer, pour leur énergie, à ceux de la veille.

Le quatrième jour, je pris un courant plus fort encore, mais les effets se produisirent néanmoins plus tard ; et au bout de vingt minutes ils n'étaient pas aussi énergiques que la veille et l'avant-veille. Aussi madame X..., loin d'être fortifiée, s'en trouvait, au contraire, fatiguée. Je fus obligé de revenir pour le jour suivant à un courant moins intense.

Après un traitement de dix jours madame X... n'éprouvait plus aucun effet, et il fallut l'abandonner complétement. Le résultat n'était pas ce qu'on s'était promis les deux premiers jours ; il y avait cependant quelque amélioration, le col de l'utérus était moins bas ; les forces de la malade lui permettaient au moins de faire de petites promenades, et au commencement de mai elle put aller à pied prendre tous les jours un bain d'Arve.

Les mois de juin, de juillet et d'août, elle fit un séjour à la montagne et s'y trouva assez bien, une nouvelle grossesse ayant entièrement corrigé l'abaissement de la matrice. Mais revenue en ville, elle accoucha à cinq mois et rechuta complétement, de sorte qu'elle fut obligée de garder le lit pendant presque tout l'hiver de 1857 à 1858.

Elle revint de nouveau au mois de mars, juste une

année après le premier traitement, en essayer un second. Dans cet intervalle j'avais construit un nouvel appareil, plus puissant et avec un condensateur à plus grande surface que celui avec lequel je l'avais galvanisée la première fois. Connaissant sa disposition à perdre promptement toute sensibilité, je commençai la séance avec un fort courant que je diminuai dès que les effets commencèrent à se manifester, et je ne le prolongeai jamais au delà de dix minutes.

De cette manière je réussis à pouvoir continuer le traitement pendant trois semaines et à le mener à bonne fin. Madame X... s'est maintenue depuis dans un état de santé très satisfaisante ; sa matrice n'est plus si basse, et si le système nerveux n'est pas devenu très fort, au moins a-t-elle pu continuer à sortir et à remplir ses devoirs de mère de famille.

Obs. XXXIX. —Madame de C...., âgée de vingt-sept ans, grande, brune, en apparence d'un fort tempérament, mère d'un seul enfant de trois ans, eut, à la suite de sa couche, un abaissement de l'utérus qui maintenait un état d'inflammation chronique de cet organe, compliqué de douleurs dans l'abdomen qui rendaient la marche presque impossible. Le système nerveux était devenu à son tour très irritable, et madame de C... se plaignait de grandes faiblesses dans les jambes et dans les reins. Dès qu'elle voulait lever les bras, elle sentait sa douleur dans le ventre augmenter, et il lui semblait que l'utérus allait complétement sortir. Il n'y avait point de leucorrhée, la menstruation était régulière et peu abondante.

Madame de C... commença son traitement galvanique

le 11 avril 1859, et comme elle avait une sensibilité moyenne, le fluide galvanique produisit ses effets ordinaires. Dès les premières séances les douleurs de l'abdomen cessèrent complétement, le système nerveux perdit sa surexcitation, et après un mois : la faiblesse des jambes n'existait plus, l'utérus avait repris sa place; madame de C... pouvait être considérée comme guérie.

Obs. XL. — Madame P..., âgée de vingt-huit ans, petite, brune, d'un teint très pâle, d'une constitution lymphatique, a eu avant son mariage de fréquents maux de tête, des douleurs dans le dos, de la leucorrhée et des cardialgies. Elle est mère de deux enfants, dont le plus jeune avait trois ans à l'époque qui se rapporte au traitement qui fait le sujet de cette observation. Après sa dernière couche, elle eut des pertes blanches très abondantes qui affaiblirent sa constitution; peu à peu l'utérus s'abaissa considérablement, la faiblesse du dos, les maux de tête augmentèrent; la digestion devint de plus en plus difficile, phénomènes contre lesquels les amers et les ferrugineux se montrèrent inefficaces.

Madame P... commença le 7 février 1859 le traitement galvanique. Elle était assez sensible, et éprouva dès les premières séances une grande amélioration : la faiblesse du dos et des jambes diminua rapidement; elle ne sentait plus sa matrice près de tomber quand elle marchait un peu; les maux de tête étaient moins violents, la digestion devint meilleure, etc.

Je faisais asseoir madame P... comme madame de Z.... sur un fauteuil très bas; un des excitateurs était placé entre les cuisses, contre le périnée; l'autre était appliqué dans la région inguinale, tantôt à gauche, tantôt à droite, et elle prétendait éprouver très distinctement l'action du fluide galvanique se propageant jusque dans l'intérieur du bassin, où il lui semblait que tous les organes se contractaient. Elle était également convaincue que cette action était le principal élément de guérison, et non pas les contractions qu'elle ressentait aussi dans le vagin. Elle me déclara même que les maux de reins ne cessaient complétement que lorsqu'elle sentait ces contractions bien établies dans les profondeurs du bassin.

D'après les sensations qu'éprouvent, dans l'intérieur des poumons, les personnes auxquelles on galvanise le thorax, il n'est guère douteux que madame P... n'ait parfaitement bien observé ; et ce n'est peut-être pas le moindre des avantages que donne ce mode d'application du fluide induit, de procurer ainsi du ton à des organes qui, par leur siége, sont hors de portée de toute application des astringents.

Plusieurs dames que j'ai traitées depuis pour des affections de même nature m'ont confirmé les observations de madame P...., et je crois que l'on peut y ajouter foi avec une entière confiance.

Madame P... continua son traitement pendant un mois, et elle fut très contente du résultat : l'utérus avait repris sa place normale ; les fréquents maux de tête, les douleurs et les fatigues dans les reins avaient cessé : la digestion n'était plus difficile : en un mot, la santé de madame P... se trouvait être beaucoup meilleure qu'elle n'avait été depuis nombre d'années.

OBS. XLI. — Madame G...., âgée de trente ans, de

taille moyenne, brune. très nerveuse. d'un caractère irritable, mère de trois enfants, vint me trouver, en avril 1859, pour une leucorrhée très abondante dont elle souffrait depuis longtemps et qui avait beaucoup contribué à détériorer sa santé et à ébranler son système nerveux. Cette leucorrhée avait amené peu à peu un abaissement considérable de l'utérus, avec un grand relâchement du vagin. La digestion était devenue également fort difficile. Madame G... n'avait ni maux de reins. ni faiblesse dans le dos, mais elle souffrait cruellement d'une névralgie du nerf sus-orbitaire droit, qui était parfois si violente, qu'elle lui arrachait des cris, surtout pendant ses règles.

Je fis faire à madame G... des injections d'une solution d'alun. dans l'espoir de diminuer son abondante leucorrhée ; je lui prescrivis des amers et des ferrugineux pour favoriser la digestion, et le 25 avril elle commença son traitement galvanique. Elle était assez sensible, et en la questionnant, j'obtins d'elle des réponses qui me confirmèrent entièrement les appréciations de madame P... relativement à l'action du fluide induit sur les organes du bassin. Chaque séance de madame G... fut terminée par une application du courant sur son nerf supra-orbital. application que je fis de la manière suivante. Je pris un des excitateurs que je promenai à une distance de deux à quatre centimètres de la tête, sur le trajet du nerf et sur l'œil droit, qu'elle fermait, parce qu'elle n'aimait pas à voir si près d'elle ces mouvements de va-et-vient. La sensibilité du nerf se calmait chaque fois, et en même temps. surtout lorsque je prolongeais la galvanisation au delà de cinq minutes, il se trouvait que madame G... ne pouvait plus ouvrir son œil, la rigidité musculaire ayant rendu la paupière supérieure immobile. Il suffisait de le frotter pendant quelques secondes pour lui rendre sa mobilité ; mais une sensation d'engourdissement et de chaleur se maintenait encore fort longtemps. La faculté visuelle de celui-ci ne fut jamais altérée ; elle n'était ni diminuée ni augmentée ; les mouvements du bulbe étaient toujours parfaitement libres, probablement parce que les séances n'étaient pas assez longues pour permettre à l'action du fluide induit de se manifester plus profondément.

Peu à peu les douleurs névralgiques diminuèrent ; les organes relâchés du bassin reprirent du ton ; l'utérus avait été remis en place et s'y maintint assez bien ; et lorsque après un mois de traitement madame G... eut ses règles, leur apparition n'avait causé que de légers maux de tête et quelques petites coliques passagères. Le flux menstruel dura quatre jours, comme d'habitude, et après cinq ou six séances que madame G... prit ensuite, elle était rétablie.

Il ne me reste plus qu'à citer :

§ 6. — Quelques observations de névralgies

J'ai déjà eu occasion de dire que la migraine habituelle disparaît assez souvent, lorsqu'on galvanise, soit la poitrine, soit le dos des personnes qui y sont sujettes, et qu'il n'est nullement nécessaire d'appliquer le fluide induit directement sur la tête. Un des premiers cas de ce genre que j'ai observés est le suivant :

Obs. XLII. — Mademoiselle A..., de Berthoud (Berne),

était venue, au commencement du mois de février 1857, pour une scoliose qui la pliait presque en deux, tant elle avait fait de progrès en peu de temps, et qui ne présentait pas la moindre chance de succès. Mais ne pouvant presque plus marcher, mademoiselle A... ne demanda qu'à être fortifiée ; je ne fis donc aucune objection, et je commençai immédiatement le traitement tant désiré. Elle avait de violentes migraines habituelles qui se répétaient au moins une fois, le plus souvent deux fois par semaine. Ce n'est cependant que lorsque je l'eus galvanisée pendant environ un mois, que mademoiselle A... m'en parla, en me demandant si le galvanisme pouvait aussi guérir cette maladie, puisqu'à son grand étonnement, elle ne l'avait pas eue depuis son séjour à Genève.

Obs. XLIII. — Madame D.... âgée de trente-cinq ans, petite, maigre, très nerveuse et faible, mère d'un seul enfant de sept ans, avait également, depuis son enfance, de violentes migraines. Depuis quelque temps elles étaient devenues plus fréquentes et revenaient cinq ou six fois par mois ; chaque accès durait quarante-huit heures. Elle s'en trouvait très affaiblie, et désirait ardemment, non une guérison qu'elle croyait impossible, mais au moins un soulagement.

Elle vint me voir en octobre 1857 : me rappelant le cas précédent, je lui proposai de faire un essai avec le galvanisme. Quelques jours plus tard nous le commençâmes de la manière suivante.

Comme elle n'avait ni la poitrine ni le dos, malades et qu'il n'y avait pas lieu de les galvaniser, je la fis asseoir sur un fauteuil, et je lui mis les excitateurs entre les mains, sur lesquelles elle avait conservé des gants de peau.

Des expériences que j'avais faites précédemment dans un tout autre but m'avaient déjà appris qu'en procédant ainsi, l'influence galvanique se répand de proche en proche en engourdissant d'abord le poignet, puis le coude, quelques minutes plus tard les épaules. et enfin l'occiput. d'où elle se propage sur le sommet de la tête, et vient donner une pesanteur aux paupières supérieures qui tendent à se fermer, et que la personne. si elle est nerveuse, a de la peine à ouvrir.

Ces symptômes de l'envahissement du système cérébral sont quelquefois accompagnés d'une légère somnolence qui n'est pas désagréable; et si le courant n'a pas eu une trop grande intensité, il n'y a pas d'autres symptômes, point de vertiges, point de nausées, point de congestion cérébrale. les idées sont parfaitement nettes, et le malade jouit de toute la lucidité de son intelligence. Mais pour peu que le courant soit trop fort ou qu'il ne soit pas modéré par une large surface condensante, les accidents dont il a déjà été question plus d'une fois se produisent plus facilement encore que lorsqu'on galvanise la poitrine ou le dos.

Il faut donc se servir d'un courant peu intense et ne pas trop prolonger les séances, si l'on veut faire des traitements de ce genre, et c'est ainsi que j'ai agi avec madame D.... Après dix séances, elle croyait se sentir mieux; il fut décidé qu'elle s'observerait pendant quelque temps pour savoir si nous avions obtenu un résultat. Il se trouva que, pendant le mois suivant, elle n'eut que deux petits accès, peu douloureux, qui ne durèrent pas même vingt-quatre heures. Mais madame D..., partageant l'opinion généralement répandue à Genève, qu'il est dangereux de guérir complétement la migraine, ne voulut pas continuer son traitement, et je perdis l'occasion d'une observation concluante, car je suis convaincu qu'elle aurait été complétement guérie.

Obs. XLIV. — M. B... ouvrier monteur de boîtes à Genève, avait, depuis plusieurs années, un tic douloureux des plus violents dans le nerf maxillaire supérieur. Au commencement de sa maladie, plusieurs traitements médicaux avaient réussi à lui enlever cette douleur pour quelque temps, mais peu à peu elle s'était tellement invétérée, que rien ne put plus le soulager. M. B... s'était fait magnétiser, il avait essayé de la faradisation, de l'électricité statique, mais aucun de ces agents ne modifie sa souffrance.

M'ayant fait appeler, je lui proposai le galvanisme par influence à titre d'essai. Le tic douloureux est certainement plus rebelle encore à toute médication que la migraine, et une réussite prouverait une fois de plus que ce procédé exerce une puissante et salutaire action sur les centres nerveux. Dans les cas de guérison de la migraine ou du tic douloureux, on l'obtient généralement par les toniques, la quinine, les ferrugineux, le valérianate de zinc, etc.; et si ces médicaments ne sont pas de véritables spécifiques, si au contraire ils ne font que fortifier tout simplement le système nerveux en général et ne guérissent que dans ce sens, il serait alors permis de conclure par analogie que la galvanisation par influence peut égale-

ment être rangée parmi les toniques, et qu'elle en est un
des plus puissants.

Mais pour avoir une observation irréprochable en cas
de réussite, il fallait ne pas galvaniser localement la partie
malade elle-même, mais se borner au contraire à produire des effets généraux, comme dans l'observation
précédente de madame D....

Je priai donc M. B... de mettre des gants de soie, et
je lui mis les excitateurs entre les mains. Les mêmes effets
que je viens de décrire se produisirent : les mains et les
bras s'engourdirent d'abord, peu à peu cet effet s'étendit
jusqu'aux épaules, puis à la nuque, en envahissant toute
la tête et en produisant sur les paupières une assez
grande pesanteur. Arrivé à ce point, le cerveau se trouvant légèrement pris d'une espèce d'étourdissement, je
terminai la séance.

Le tic douloureux de M. B... reparaissait en un très
grand nombre d'accès d'une douleur perçante et déchi-
rante, d'une violence extrême, et qui duraient de quatre
à cinq minutes, laissant des intervalles plus ou moins
longs. Depuis environ trois mois le malade avait au moins
quarante accès dans les vingt-quatre heures, lorsqu'il se
trouvait relativement bien, surtout par le temps sec et par
les vents du nord ; tandis que par les temps de pluie et
avec des vents d'ouest, il avait un accès au moins toutes
les dix minutes.

Immédiatement après sa première séance, les crises
diminuèrent pour toute la journée, et pendant la nuit
suivante il n'en eut que quatre. Après la seconde séance
qui eut lieu le lendemain, M. B... n'eut plus de douleur

jusqu'au sixième jour, qui fut marqué par une petite rechute, laquelle cependant n'eut pas de suite fâcheuse,
car après seize séances la guérison fut complète.

J'avais plusieurs fois observé que dans le traitement
des abaissements de la matrice, les maux de reins, les
douleurs dans le dos, cessaient après quelques séances de
galvanisation, et je me promis de profiter de la première
occasion qui se présenterait pour essayer le même traitement contre les névralgies rachidiennes. Je n'eus pas besoin d'attendre longtemps, le cas suivant me permit bientôt
de vérifier mes suppositions.

Obs. XLV. — M. M..., négociant de Hambourg, en
passage à Genève, avait demandé à son hôtel qu'on lui en-
voyât un médecin sachant parler allemand. Je fus appelé,
et j'ai trouvé en lui un homme de cinquante-deux ans,
bien conservé pour son âge. Il était d'une taille un peu
au-dessus de la moyenne, bien bâti, d'une bonne constitution, n'ayant jamais eu de maladie grave : mais depuis
plusieurs années il souffrait presque constamment d'une
douleur dans la colonne vertébrale, accompagnée d'une
grande fatigue. M. M... m'affirma n'avoir jamais fait
d'excès d'aucun genre : il n'éprouvait aucune faiblesse
dans les jambes, il marchait avec facilité. La douleur du
dos n'augmentait pas par la marche ; elle était souvent
plus forte quand il était couché dans son lit que debout,
et il croyait lui-même à une simple affection rhumatismale
contre laquelle il avait l'intention d'aller prendre les
bains de mer dans le Midi.

Le voyage l'ayant beaucoup fatigué et ayant augmenté sa souffrance, il s'était arrêté pour se reposer. En l'examinant, je trouvai à peu près toutes les vertèbres d'une sensibilité exagérée, mais plus particulièrement les quatrième et cinquième vertèbres cervicales, et les cinquième, sixième et septième vertèbres dorsales. Il n'y avait, du reste, ni rougeur, ni tuméfaction, ni déviation de la colonne, et je crus avoir devant moi une névralgie rachidienne tout ordinaire.

M. M... avait déjà employé différents traitements médicaux sans obtenir de résultats : il avait fait à peu près toutes les frictions possibles ; il avait pris des amers, des ferrugineux, et n'attendait sa guérison, ou du moins une grande amélioration, que d'un séjour prolongé dans un climat plus chaud.

Je lui proposai de faire un essai avec mon nouveau procédé galvanique, mais il hésita beaucoup avant de se décider. De mon côté j'étais tellement convaincu que ce traitement devait avoir un résultat favorable ; que je lui promis hardiment la guérison. Dans un cas précédemment entrepris sur une demoiselle de vingt-trois ans, j'avais obtenu un soulagement considérable, mais comme elle était partie sans me laisser le temps de faire un assez grand nombre de séances, je ne pouvais en tirer aucune conclusion.

Le traitement de M. M... fut commencé le 15 juillet 1857, de la manière suivante : Je lui plaçai un des excitateurs sur la partie la plus douloureuse de la région cervicale, l'autre sur la région dorsale où il avait accusé le plus de sensibilité, et je les laissai agir jusqu'à ce qu'il éprou-

vât une bonne chaleur à ces deux endroits. Une fois cette
sensation établie, je faisais des passes avec les deux excitateurs tout le long de la colonne vertébrale, jusqu'à ce
que les muscles entrassent en contraction et que la douleur
eût diminué. Cette action sédative dura le premier jour
jusqu'au soir, et le lendemain il sembla au malade qu'il
avait passé une meilleure nuit. On continua donc la galvanisation, et après six jours M. M... était convaincu qu'il
se trouvait mieux, il se sentait moins fatigué, les douleurs
étaient moins intenses. Après quinze jours, il n'y avait
aucun doute sur la réalité de cette amélioration : M. M...
supportait infiniment mieux la pression que j'exerçais sur
les vertèbres, la fatigue du dos avait complètement disparu, et après un traitement de vingt-quatre séances il
retourna dans son pays, renonçant au Midi où il n'avait
plus que faire.

OBS. XLVI. — Madame P..., d'Aigle (Vaud), me fut
adressée, au mois d'avril 1859, par M. le docteur
Cossi. Cette dame, grande, maigre, pâle, avait assez l'air
d'être poitrinaire, et elle-même, aussi bien que sa famille,
croyait d'autant plus à une maladie grave, qu'elle
toussait assez fréquemment. Elle se plaignait d'une très-
grande fatigue dans les jambes, et particulièrement dans
le dos. L'auscultation ne m'avait fourni aucun symptôme
qui pût m'autoriser à supposer une tuberculisation dans
les poumons. En examinant le dos, je trouvai les troisième et quatrième vertèbres cervicales, et les cinquième
sixième et septième vertèbres dorsales plus sensibles à la
pression de mes doigts que les autres. La pression sur les
dernières semblait donner à la malade une envie de tousser.

M. P.... son mari, possédant une grande propriété
agricole qu'il exploite lui-même, il était tout naturel que
madame P... se fatignât beaucoup, et son médecin ne
m'ayant donné aucun renseignement ni sur les antécé-
dents ni sur la marche qu'avait suivie jusqu'à présent sa
maladie, je crus devoir baser le diagnostic sur les résultats de mon examen : je conclus qu'il y avait une névralgie rachidienne avec grande fatigue de tout le système nerveux ; à mon avis, la toux de madame P... ne
provenait que de l'irradiation de l'irritation spinale.

Je commençai donc (le 9 avril) par la galvaniser le
long de la colonne vertébrale jusqu'à ce que le dos fût
bien réchauffé, et qu'il y eût dans les muscles une bonne
rigidité. Je galvanisai ensuite le thorax, parce que cela
pouvait contribuer à calmer sa toux nerveuse et à rassurer la malade en même temps, puisqu'elle se croyait
menacée de phthisie pulmonaire.

Après deux jours de traitement, la fatigue générale
avait diminué ; madame P... était moins triste et avait
plus de confiance dans son état ; sa toux avait également
diminué. Après la sixième séance, on pouvait espérer
qu'elle arriverait à une guérison aussi complète que
M. M... de l'observation précédente ; mais peu à peu,
et malgré les précautions que j'avais prises pour l'éviter,
sa sensibilité diminua, de manière qu'après quatorze
séances il était assez difficile d'exciter la rigidité dans le
dos et sur le thorax.

J'aurais pu faire dans ce cas comme j'ai fait souvent en
pareilles circonstances, discontinuer le traitement pendant
huit à dix jours et le recommencer ensuite ; mais la ma-

lade était pressée de retourner chez elle, et je fus obligé de céder à son désir. Je la galvanisai alors seulement tous les deux jours; de cette manière le reste de sa sensibilité se maintint, et je pus continuer jusqu'à ce qu'un résultat satisfaisant fût obtenu. Elle retourna à Aigle après sa vingt et unième séance.

J'ai appris depuis que madame P... se porte bien aujourd'hui, et qu'elle est contente du séjour qu'elle a fait à Genève.

Obs. XLVII. — Madame M.... de Genève, âgée d'environ vingt-huit ans, grande et forte, d'une bonne constitution, mère de deux enfants, dont le plus jeune n'a que trois ans, avait depuis longtemps des douleurs dans les lombes avec une fatigue qui lui rendait la marche pénible. Elle n'avait ni leucorrhée, ni déplacement de l'utérus, mais sa menstruation était si abondante, qu'il en était résulté un état anémique. Madame M... avait à plusieurs reprises fait usage de médicaments ferrugineux, sans que ses pertes sanguines ou les maux de reins eussent diminué. Ces derniers existaient déjà avant le mariage, et les premières n'étaient venues qu'après la naissance de son premier enfant, qui a cinq ans; elles n'étaient donc pas la cause de ses douleurs.

La partie lombaire de la moelle épinière était-elle le siège d'une névralgie idiopathique qui avait par irradiation causé ces pertes menstruelles si abondantes? Je l'ai cru et j'ai basé mon traitement sur cette opinion.

Je commençai donc, le 14 juin 1859, par galvaniser tout le dos de madame M...., et surtout la partie inférieure, en continuant ainsi jusqu'au 30. La malade devant avoir ses règles le 2 ou 3 juillet, je lui fis prendre quelques gouttes d'acide sulfurique étendu de beaucoup d'eau, dans le but de diminuer la perte qui aurait pu causer une rechute. La galvanisation fut suspendue pour quelques jours.

Cette fois la menstruation fut moins abondante, et elle ne dura que quatre jours, au lieu de six, comme précédemment. Nous reprîmes le traitement, qui continua à produire d'excellents effets, et le 15 juillet madame M..., guérie de ses maux de reins, alla à Saint-Cergues (village dans le Jura), où l'air de la montagne lui rendit toutes ses forces.

Aucun procédé, aucune espèce de traitement n'est infaillible, la galvanisation pas plus que les autres, et je dois à la vérité de dire que, dans quelques cas de névralgies rachidiennes, j'ai complétement échoué, comme dans le suivant.

OBS. XLVIII. —Mademoiselle H..., de la Haye, âgée de dix-neuf ans, vint dans le courant du mois d'août 1858 pour me consulter au sujet de sa poitrine et pour suivre un traitement prophylactique. Née d'une famille très scrofuleuse, elle avait perdu sa mère et sa sœur aînée de phthisie tuberculeuse, et elle-même paraissait à un très haut degré être menacée de la même maladie. Dans sa jeunesse, mademoiselle H... avait eu des éruptions cutanées, des ophthalmies scrofuleuses, des glandes qui avaient formé des abcès au cou ; sa dyscrasie était, en un mot, constatée sous tous les rapports. Elle toussait depuis plusieurs années le matin et le soir, quelquefois aussi dans la nuit ; elle s'enrhumait très facilement, et plusieurs fois déjà ces rechutes avaient été accompagnées de quelques filets de sang dans les crachats. Sa poitrine était peu développée, même pour un corps maigre comme le sien ; mais l'auscultation ne fournissait pas des symptômes assez positifs pour constater l'existence de tubercules dans le sommet du poumon. Du côté gauche cependant la respiration paraissait être plus voilée qu'à droite.

Mademoiselle H... se plaignait également de faiblesse et de fatigue dans le dos ; mais comme elle se tenait néanmoins toujours très droite, je ne galvanisai que sa poitrine, parce que, peu sensible comme elle était, j'avais assez de peine à produire de la rigidité dans ses muscles. Ce traitement parut lui faire du bien ; les parties sousclaviculaires de son thorax s'étaient visiblement relevées, la toux avait diminué ; la malade avait gagné des forces, et elle alla à Veytaux, près Montreux, pour y passer l'hiver.

Pendant ce temps, la poitrine resta dans un état assez satisfaisant ; mais le dos devint très douloureux, et lorsque le médecin qui fut appelé voulut l'examiner, une légère pression exercée sur quelques vertèbres provoqua sur mademoiselle H... une espèce de syncope, qui dura assez longtemps et fut suivie de convulsions. Le traitement médical qui fut ordonné, consistant principalement dans l'emploi de l'iodure de fer, paraît n'avoir produit que peu d'effet.

La malade vint le 2 mai 1859 recommencer un second traitement, cette fois pour sa névralgie rachidienne uniquement. Je trouvai, à mon tour, toutes les vertèbres, depuis la première jusqu'à la dernière, très douloureuses, même à la moindre pression, et celle exercée sur la nuque provoquait un chatouillement dans le larynx avec une toux qui durait assez longtemps.

Après chacune des premières séances, la douleur était bien calmée pour quelques heures, et l'on aurait dû croire que cela amènerait peu à peu une amélioration : mais les premiers effets du galvanisme passés, la sensibilité des vertèbres revint aussi forte qu'elle avait été auparavant. Au bout de quelques jours, l'excitabilité, ou, si l'on aime mieux, la réceptivité du corps diminua rapidement. J'interrompis le traitement pour quelques jours, et en le reprenant je trouvai cette réceptivité rétablie. J'espérais un peu pouvoir la maintenir en ne galvanisant dorénavant que tous les deux jours, mais déjà le surlendemain elle avait beaucoup diminué, et bientôt il me fut impossible d'obtenir le moindre symptôme ; il fallut forcément abandonner le traitement sans avoir obtenu aucun soulagement des douleurs du dos.

<h2>§ 7. — Deux observations de subluxation du genou.</h2>

Obs. XLIX. — Mademoiselle W..., âgée de dix-huit ans, grande et d'une excellente constitution, s'était fait, au commencement d'août 1845, en descendant à la cave, une subluxation du genou droit. Elle se mit au lit, et son médecin la traita par des compresses d'eau froide. La douleur et la tuméfaction qui avaient suivi l'accident disparurent ; mais, en se levant, mademoiselle W... ne put pas marcher, le genou avait perdu sa force, et il menaçait à tout instant de plier sous elle. Les parents de la jeune fille consultèrent un empirique, qui fit mettre des pommades et des emplâtres dont le succès fut également nul. J'eus occasion de voir ce genou, qui n'était aucunement douloureux et dans lequel n'était resté, à la suite de la subluxation, qu'un grand relâchement de tous les ligaments.

Me rappelant qu'au commencement de mes expériences, plusieurs personnes sur les bras desquelles j'avais produit des contractions musculaires m'avaient également accusé une espèce de rigidité toute particulière dans le poignet, dont les ligaments paraissaient être resserrés, je proposai à mademoiselle W... de faire un essai avec la galvanisation par influence. Elle y consentit, et elle aussi disait ressentir dans son genou une contraction ou une rigidité en tout semblable à celle que l'on obtient dans les muscles. Dix séances suffirent pour rendre aux ligaments relâchés leur ton ou leur élasticité ; mademoiselle W... put danser, monter et descendre les escaliers sans éprouver la moindre faiblesse dans son genou.

Obs. L. — M. D..., rédacteur d'un journal politique de la Suisse française, eut en juillet 1858 une subluxation du genou droit, à la suite d'une chute qu'il fit dans une maison en construction à Genève. Il se mit au lit et me fit appeler. Je lui recommandai le repos le plus absolu et lui fis appliquer des compresses d'eau glacée. Il n'y eut que peu de tuméfaction, mais la douleur fut assez forte pendant quelque temps. Au bout de quinze jours cependant, M. D... put se lever, et à l'aide d'une canne il marcha un peu. Je le priai de venir, le surlendemain, chez moi, pour faire galvaniser son genou; il arriva, appuyé sur sa canne et en boitant autant à cause de la douleur qu'il ressentait encore dans l'articulation que par faiblesse et relâchement des ligaments.

Après une galvanisation de quinze minutes, la douleur avait complétement disparu; il sentait son genou assez fort pour se passer d'un soutien et pouvoir marcher sans boiter. Six séances semblables suffirent pour faire disparaître les derniers symptômes de cet accident.

FIN.

TABLE DES MATIÈRES.

FIN DE LA TABLE

TRAITÉ PRATIQUE

DES MALADIES

DES ORGANES SEXUELS

DE LA FEMME

Par le docteur F. V. DE SCANZONI,

Professeur d'accouchements et de gynécologie à l'Université de Wurtzbourg, etc.

TRADUIT DE L'ALLEMAND ET ANNOTÉ SOUS LES YEUX DE L'AUTEUR,

Par les docteurs H. DOR et A. SOCIN.

Un vol. grand in-8 de 576 pages avec figures. — Prix : 8 fr.

Successivement professeur aux Universités de Prague et de Wurtzbourg, M. de Scanzoni est depuis douze ans chargé d'un service d'hôpital spécialement destiné aux maladies des femmes. C'est dans cette longue étude pratique de cette branche de la médecine, que M. de Scanzoni présente une pathologie des organes sexuels de la femme, traitant à fond tous les points importants. Tout en s'appuyant beaucoup sur sa propre observation, l'auteur s'applique à faire connaître les noms et les ouvrages des médecins gynécologistes. De courtes notices bibliographiques, portées à chaque chapitre, faciliteront la comparaison et les recherches.

Remarquable par l'exactitude des descriptions, par sa concision et sa clarté, ce livre est divisé en sept parties, dans lesquelles l'auteur étudie successivement la pathologie et la thérapeutique des maladies de l'utérus, des trompes utérines, des ovaires, des affections du vagin, des organes génitaux externes et des maladies du sein.

Dans les annotations les traducteurs résument les travaux publiés en France, postérieurement au livre de M. de Scanzoni.

DE LA FIÈVRE PUERPÉRALE

DE SA NATURE ET DE SON TRAITEMENT

Communications à l'Académie impériale de médecine,

Par MM. GUÉRARD, DEPAUL, BEAU, PIORRY, HERVEZ DE CHÉGOIN, TROUSSEAU, PAUL DUBOIS, CRUVEILHIER, DANYAU, CAZEAUX, BOUILLAUD, VELPEAU, J. GUÉRIN.

Précédé de l'indication bibliographique des principaux écrits publiés sur la fièvre puerpérale.

1858. — Un vol. in-8 de 480 pages. — Prix : 6 fr.

La longue et importante discussion de l'Académie sur la fièvre puerpérale est ici reproduite d'une manière exacte et complète. On y trouve non-seulement l'exposé des doctrines des praticiens les plus expérimentés, dont l'opinion fait justement autorité dans la science, sur la nature, le mode de propagation et de traitement de la maladie, mais encore la spécification des réformes à introduire dans les maternités.

On consultera avec intérêt la Notice bibliographique des principaux écrits publiés sur la fièvre puerpérale, qui présente l'indication de plus de cent trente ouvrages.

HISTOIRE PHILOSOPHIQUE ET MÉDICALE

DE LA FEMME

CONSIDÉRÉE DANS TOUTES LES ÉPOQUES PRINCIPALES DE LA VIE,
AVEC SES DIVERSES FONCTIONS, AVEC LES CHANGEMENTS QUI SURVIENNENT DANS
SON PHYSIQUE ET SON MORAL, AVEC L'HYGIÈNE
APPLICABLE A SON SEXE ET A TOUTES LES MALADIES QUI PEUVENT L'ATTEINDRE
AUX DIFFÉRENTS AGES,

Par le docteur MENVILLE DE PONSAN.

Deuxième édition, revue et augmentée. — 3 vol. in-8. 12 francs.

Cet important ouvrage est divisé en trois volumes distincts, qui contiennent :

Le *premier volume*, la physiologie générale et spéciale de la femme, c'est-à-dire les attributs physiques, les qualités morales de la femme considérée dans toutes les fonctions qu'elle est destinée à remplir, à toutes les époques de sa vie, avec les modifications ou les changements qu'elle éprouve dans son physique et dans son moral.

Le *deuxième volume* offre l'hygiène applicable à toutes les périodes de la vie de la femme, c'est-à-dire l'hygiène de la puberté des jeunes filles, du mariage et de ses suites, de la stérilité, de la grossesse, de l'accouchement, des suites de couches, des femmes qui nourrissent et de celles qui sont parvenues à l'âge de retour et de plus, l'hygiène des voyages et l'influence favorable des voyages sur la santé.

Le *troisième volume* embrasse toutes les maladies, avec leurs causes, leurs symptômes et leur traitement physique et moral, c'est-à-dire les maladies ou les accidents propres aux jeunes filles, des nouvelles mariées, de la stérilité, de la grossesse, de l'accouchement, des suites et couches, de la lactation et des femmes qui nourrissent, et les maladies de la période critique, etc., etc.

MANUEL COMPLET

DE MÉDECINE LÉGALE

OU RÉSUMÉ

DES MEILLEURS OUVRAGES PUBLIÉS JUSQU'A CE JOUR SUR CETTE MATIÈRE

ET DES JUGEMENTS ET ARRÊTS LES PLUS RÉCENTS.

Par J. BRIAND, docteur en médecine,

et E. CHAUDÉ, docteur en droit, avocat à la Cour d'appel de Paris.

6e édition. — 1 volume grand in-8 de 850 pages, avec 4 planches gravées
et 64 figures dans le texte. — Prix : 10 fr.

Cet ouvrage est précédé de considérations sur la recherche et les poursuites des crimes et délits, sur les autorités qui ont droit de requérir l'assistance des médecins ou chirurgiens, sur la distinction établie par la loi entre les docteurs et les officiers de santé, sur la manière de procéder aux expertises médico-légales, sur la rédaction des rapports et des consultations, sur les cas où les hommes de l'art sont responsables des faits de leur pratique, et sur les honoraires qui leur sont dus, soit en justice, soit dans la pratique civile ; et suivi de modèles de rapports et de commentaires sur les lois, décrets et ordonnances qui régissent la médecine, la pharmacie, la vente des remèdes secrets, etc., et contenant un TRAITÉ ÉLÉMENTAIRE DE CHIMIE LÉGALE, dans lequel est décrite la marche à suivre dans les recherches toxicologiques et dans les applications de la chimie aux diverses questions criminelles, civiles, commerciales et administratives, par H. GAULTIER DE CLAUBRY, professeur à l'École supérieure de pharmacie, membre de l'Académie impériale de médecine.

RECHERCHES
SUR LES CAUSES
DE LA COLIQUE SÈCHE
OBSERVÉE SUR LES NAVIRES DE GUERRE FRANÇAIS
PARTICULIÈREMENT DANS LES RÉGIONS ÉQUATORIALES ET SUR LES MOYENS
D'EN PRÉVENIR LE DÉVELOPPEMENT
Par M. A. LEFÈVRE,
Directeur du service de santé de la marine au port de Brest.

1 vol. in-8 de 312 pages. — Prix : 4 fr. 50 c.

LEÇONS CLINIQUES
SUR LES MALADIES CHRONIQUES
DE L'APPAREIL LOCOMOTEUR
PROFESSÉES A L'HOPITAL DES ENFANTS MALADES
PENDANT LES ANNÉES 1855, 1856, 1857,
Par le docteur H. BOUVIER,
Médecin de l'hôpital des enfants, membre de l'Académie impériale de médecine

1 vol. in-8 de 530 pages. — Prix : 7 fr.

Cet ouvrage présente le résultat de trente années d'observations et de recherches spéciales. Les sujets principalement traités sont : Du mal vertébral de Pott. — Du mal vertébral supérieur ou occipital. — Des arthropathies et ses temporaires. — Du orthopédie. — Du pied-bot. — Du rachitisme. — Des courbures n'est pas du rachis. — Courbures latérales du rachis, etc.

ATLAS DES LEÇONS CLINIQUES
SUR LES MALADIES DE L'APPAREIL LOCOMOTEUR
COMPRENANT LES DÉVIATIONS DE LA COLONNE VERTÉBRALE
In-folio de XX planches, dessinées d'après nature, avec un texte descriptif
Prix : 18 francs.

Les XX planches de cet Atlas comprennent :

Planche I. — Cas de cyphose. — Lordose paralytique. — Flexion latérale physiologique — Scoliose rachitique. — Scoliose pleurétique.
Pl. II. — Torse normal représenté dans diverses flexions latérales physiologiques.
Pl. III, IV, V. — Torses de squelettes gibbeux présentant les principales formes de la scoliose
Pl. VI. — Deux squelettes rachitiques et gibbeux. — Scoliose avec perte de l'équilibre.
Pl. VII. — Deux squelettes rachitiques et gibbeux.
Pl. VIII. — Vertèbres désarticulées d'un sujet atteint de scoliose.
Pl. IX. — Côtes séparées d'un sujet scoliotique.
Pl. X, XI, XII. — Viscères thoraciques et abdominaux de quatre sujets gibbeux.
Pl. XIII. — Cavités thoracique et abdominale, cœur, foie, reins, vaisseaux de trois sujets gibbeux.
Pl. XIV. — Cœur, foie, rate, reins, vaisseaux, rachis d'un sujet gibbeux.
Pl. XV. — Cavité thoracique et abdominale, foie, rate, reins, vaisseaux de quatre sujets gibbeux.
Pl. XVI. — Cavités splanchniques et membres inférieurs d'une femme rachitique et gibbeuse.
Pl. XVII. — Foie, rate, reins, vaisseaux d'une femme gibbeuse.
Pl. XVIII. — Cavités thoracique et abdominale dans une scoliose dorsale gauche.
Pl. XIX et XX. — Bustes de quatre sujets scoliotiques, représentés avant et après le traitement.

DE L'HÉMATOCÈLE RÉTRO-UTÉRINE

ET DES

ÉPANCHEMENTS SANGUINS NON ENKYSTÉS

DE LA CAVITÉ PÉRITONÉALE DU PETIT BASSIN CHEZ LA FEMME

Par le docteur AUGUSTE VOISIN,

Ancien interne des hôpitaux, membre de la Société de médecine de la Seine,
de la Société anatomique, de la Société médicale d'observation.

1860, 1 vol. in-8, avec une planche.

DE LA FIÈVRE PUERPÉRALE

OBSERVÉE A L'HOSPICE DE LA MATERNITÉ,

Par le docteur STEP. TARNIER.

In-8 de 216 pages. — Prix : 3 francs 50 centimes.

Placé dans des conditions aussi favorables que possible pour l'observation, d'abord dans un service de femmes en couches de l'un des hôpitaux de Paris, M. Tarnier a pu observer la forme sporadique de la fièvre puerpérale ; puis, devenu interne à la Maternité, il a pu se former, pendant une effroyable épidémie, la plus juste idée de cette terrible maladie. Les matériaux recueillis à la Maternité forment la base de ce travail, dans lequel l'auteur a étudié la fièvre puerpérale au point de vue de l'anatomie pathologique, des symptômes, de la marche, de la durée et de la terminaison. M. Tarnier a étudié le diagnostic, l'étiologie, la propagation par contagion, dans les hôpitaux et dans la pratique civile, la prophylaxie, le traitement et la nature. Viennent ensuite les observations qui ont servi de base à ce travail.

TRAITÉ DE LA FOLIE

DES FEMMES ENCEINTES

Des nouvelles Accouchées et des Nourrices

ET CONSIDÉRATIONS MÉDICO-LÉGALES QUI SE RATTACHENT A CE SUJET.

Par le docteur L. V. MARCÉ,

Ancien interne, lauréat des hôpitaux et de la Faculté de médecine, membre titulaire
de la Société anatomique.

Un volume in-8 de 400 pages. — Prix : 6 fr.

Dans ce travail, M. Marcé réunit et coordonne tous les documents épars publiés en France et à l'étranger sur l'aliénation mentale des femmes en couches ; il les contrôle et les complète à l'aide de faits qu'il a recueillis soit parmi les malades auxquelles il a donné des soins, soit au milieu de la nombreuse population des asiles qu'il a pu suivre et interroger, soit à l'aide d'observations inédites qui lui ont été confiées par les médecins des hôpitaux. La manie, la mélancolie, et les diverses variétés de délire partiel que l'on observe chez les femmes en couches sont aussi soigneusement passées en revue. M. Marcé recherche, à l'aide de documents cliniques, les modifications spéciales que les maladies mentales éprouvent par suite de leur association à l'état puerpéral, et l'influence qu'elles exercent à leur tour sur les fonctions génératrices. Son attention se porte sur les conséquences pratiques qu'il est possible de déduire de cette étude. Enfin il traite aussi des questions de médecine légale qui rentrent directement dans son sujet.

TRAITÉ DE L'IMPUISSANCE ET DE LA STÉRILITÉ

CHEZ L'HOMME ET CHEZ LA FEMME

Comprenant l'exposition des moyens recommandés pour y remédier,

Par le docteur FÉLIX ROUBAUD.

2 volumes in-8 de 450 pages. — Prix : 10 francs.

CORBEIL, Typogr. et stéréot. de CRÉTÉ.

2 et 3. Nerfs et cerveau; 4 et 5. Appendices tégumentaires; 6. Terminaisons des nerfs; 7. Cartilages, os et dents; 8. Tissus cellulaire et adipeux; 9. Tissus séreux, fibreux et élastiques; 10. Épiderme et épithélium; 11. Glandes; 12. Vaisseaux sanguins; 13. Vaisseaux lymphatiques; 14. Structure du foie et des glandes vasculaires; 15. Structure intime des organes de la respiration; 16. Structure des organes urinaires; 17. Structure des organes génitaux; 18. Structure de la peau; 19. Membrane muqueuse et organes digestifs; 20. et 21. Organes des sens. — DEUXIÈME SÉRIE : 1. Sang; 2. Pus et mucus; 3. Urine et lait; 4 et 5. Sperme. Prix de chaque livraison : 6 fr.

Le tome II, *Histogénèse, ou Recherches sur le développement, l'accroissement et la reproduction des éléments microscopiques des tissus et des liquides organiques dans l'œuf, l'embryon, les animaux adultes à l'état normal et pathologique.* Un volume in-folio, avec 40 planches, publié en 20 livraisons. Prix : 120 fr.

Les liv. 41 à 46 (15 à 20 du tome II) viennent de paraître : Prix de chaque, 6 fr.

COURS DE MICROSCOPIE

COMPLÉMENTAIRE DES ÉTUDES MÉDICALES.

ANATOMIE MICROSCOPIQUE ET PHYSIOLOGIE
DES FLUIDES DE L'ÉCONOMIE,

Par le docteur Al. DONNÉ,

Recteur de l'Académie de Montpellier, ex-chef de clinique de la Faculté de médecine de Paris,

In-8 de 550 pages. . . . . Prix : 7 fr. 50 c.

ATLAS DU COURS DE MICROSCOPIE,
EXÉCUTÉ D'APRÈS NATURE
AU MICROSCOPE DAGUERRÉOTYPE,
Par le docteur A. DONNÉ et L. FOUCAULT.

Un volume in-folio de 20 planches gravées, avec un texte descriptif. . . . . Prix : 30 fr.

C'est pour la première fois que les auteurs, ne voulant se fier ni à leur propre main ni à celle d'un dessinateur, ont eu la pensée d'appliquer la merveilleuse découverte du daguerréotype à la représentation des sujets scientifiques. C'est un avantage qui sera apprécié des observateurs que celui d'avoir pu produire les objets tels qu'ils se trouvent disséminés dans le champ microscopique, au lieu de se borner au choix de quelques échantillons, comme on le fait généralement; car dans cet ouvrage, tout est reproduit avec une fidélité rigoureuse, inconnue jusqu'ici, au moyen des procédés photographiques.

TRAITÉ DE CHIMIE ANATOMIQUE ET PHYSIOLOGIQUE
NORMALE ET PATHOLOGIQUE,
OU
DES PRINCIPES IMMÉDIATS NORMAUX ET MORBIDES
QUI CONSTITUENT LE CORPS DE L'HOMME ET DES MAMMIFÈRES.
Par MM. CH. ROBIN,

Docteur en médecine et docteur ès sciences, professeur agrégé à la Faculté de médecine de Paris,

ET VERDEIL,

Docteur en médecine, chef des travaux chimiques à l'Institut agricole, professeur de chimie.

3 forts volumes in-8, accompagnés d'un atlas de 45 planches dessinées d'après nature, gravées, en partie coloriées, 36 fr.

Le but de cet ouvrage est de mettre les anatomistes et les médecins à portée de connaître exactement la constitution intime ou moléculaire de la substance organisée en ses trois états fondamentaux, liquide, demi-solide et solide. Son sujet est l'examen, fait au point de vue organique, de chacune des espèces de corps ou principes immédiats qui, par leur union molécule à molécule, constituent cette substance.

Ce que font dans cet ouvrage MM. Robin et Verdeil est donc bien de l'anatomie, c'est-à-dire l'étude de l'organisation, puisqu'ils examinent quelle est la constitution de la matière même du corps. Seulement, au lieu d'être des appareils, organes, systèmes, tissus ou humeurs et éléments anatomiques, parties complexes, composées par d'autres, ce sont les parties mêmes qui les constituent qu'ils étudient: ce sont leurs *principes immédiats* ou parties qui les composent par union moléculaire réciproque, et qu'on en peut extraire de la manière la plus immédiate sans décomposition chimique.

Le bel atlas qui accompagne le *Traité de chimie anatomique et physiologique* renferme les figures de 1200 formes cristallines environ, choisies parmi les plus ordinaires et les plus caractéristiques de toutes celles que les auteurs ont observées. Toutes ont été faites d'après nature, au fur et à mesure de leur préparation.

HISTOIRE NATURELLE DES VÉGÉTAUX PARASITES

QUI CROISSENT

SUR L'HOMME ET SUR LES ANIMAUX VIVANTS,

PAR LE DOCTEUR **CH. ROBIN**.

1 vol. in-8 de 700 pages, accompagné d'un bel atlas de 15 planches dessinées d'après nature, gravées, en partie coloriées. 16 fr.

L'auteur a pu examiner son sujet non-seulement en naturaliste, mais en anatomiste, en physiologiste et en médecin.

La description ou l'histoire naturelle de chaque espèce de parasites renferme : 1. Sa diagnose ; — 2. Son anatomie ; — 3. L'étude du milieu dans lequel elle vit, des conditions extérieures qui en permettent l'accroissement, etc.;—4. L'étude des phénomènes de nutrition, développement et reproduction qu'elle présente dans ces conditions, ou physiologie de l'espèce;—5. L'examen de l'action que le parasite exerce sur l'homme ou l'animal même qui le porte et lui sert de milieu ambiant.—On est ainsi conduit à étudier les altérations morbides et les symptômes dont le parasite est la cause, puis l'exposé des moyens à employer pour faire disparaître cette cause, pour détruire ou enlever le végétal, et empêcher qu'il ne se développe de nouveau.

Les planches qui composent l'atlas ont toutes été dessinées d'après nature, et ne laissent rien à désirer pour l'exécution.

TABLEAUX D'ANATOMIE

CONTENANT

L'EXPOSÉ DE TOUTES LES PARTIES A ÉTUDIER DANS L'ORGANISME DE L'HOMME ET DANS CELUI DES ANIMAUX,

Par le Docteur Ch. ROBIN.

1 vol. in-4 contenant 10 tableaux. — Prix : 3 fr. 50 c.

DU MICROSCOPE ET DES INJECTIONS

DANS LEURS APPLICATIONS A L'ANATOMIE ET A LA PHYSIOLOGIE,

Suivi d'une Classification des sciences fondamentales, de celle de la Biologie et de l'Anatomie en particulier.

PAR LE DOCTEUR CH. ROBIN,

1 vol. in-8 de 500 pag. avec 23 fig. dans le texte, et 4 planches gravées. 7 fr.

Ainsi que l'annonce l'auteur, cet ouvrage doit servir d'introduction à l'étude de l'anatomie générale. Il est divisé en deux parties. La PREMIÈRE traite *des Moyens d'exploration en anatomie générale et des caractères qu'ils nous fournissent, qui sont* 1° *des injections,* 2° *des microscopes.* Ici l'auteur traite des loupes, des doublets, des microscopes à dissection, du microscope composé, proprement dit, ou à observation; des conditions à remplir pour leur emploi dans les différents cas ; enfin M. Robin termine cette partie par un chapitre *sur l'emploi, en anatomie générale, des moyens physico-chimiques autres que les injections et les microscopes.* La DEUXIÈME partie comprend la *Classification des sciences fondamentales en général, de la biologie et de l'anatomie en particulier.*

RECHERCHES ANATOMIQUES ET PHYSIOLOGIQUES

SUR LE DÉVELOPPEMENT DU FOETUS

ET PARTICULIÈREMENT

SUR L'ÉVOLUTION EMBRYONNAIRE DES OISEAUX ET DES BATRACIENS,

Par les docteurs BAUDRIMONT et MARTIN SAINT-ANGE.

Paris, 1851, 1 vol. in-4, avec 18 planches gravées et coloriées,   18 fr.

ÉTUDE DE L'APPAREIL REPRODUCTEUR

DANS LES CINQ CLASSES D'ANIMAUX VERTÉBRÉS

AU POINT DE VUE ANATOMIQUE, PHYSIOLOGIQUE ET ZOOLOGIQUE,

Par le docteur MARTIN SAINT-ANGE.

Mémoire couronné par l'Institut (Académie des sciences).

Paris, 1854, grand in-4 de 234 pages, plus 17 planches gravées.   25 fr.

MÉMOIRE SUR LA STRUCTURE INTIME DU FOIE

ET SUR LA NATURE

DE L'ALTÉRATION CONNUE SOUS LE NOM DE FOIE GRAS,

Par le docteur LEREBOULLET,

Professeur à la Faculté des sciences de Strasbourg.

Mémoire couronné par l'Académie impériale de médecine.

In-4, avec 4 planches coloriées. — Prix : 7 fr.

RECHERCHES SUR L'ANATOMIE

DES ORGANES GÉNITAUX DES ANIMAUX VERTÉBRÉS

Par le docteur LEREBOULLET.

Mémoire couronné par l'Académie des Curieux de la nature.

In-4, avec 20 planches. — Prix : 24 fr.

TRAITÉ D'HYDROTOMIE

OU DES INJECTIONS D'EAU CONTINUES DANS LES RECHERCHES ANATOMIQUES

Par le docteur A.-E. LACAUCHIE,

Professeur d'anatomie à l'hôpital militaire du Val-de-Grâce.

1853, in-8 de 156 pages, avec 6 planches. — Prix : 4 fr. 50 c.

MANUEL DE PHYSIOLOGIE

PAR J. MULLER,

TRADUIT DE L'ALLEMAND SUR LA DERNIÈRE ÉDITION,

PAR A.-J.-L. JOURDAN.

DEUXIÈME ÉDITION REVUE ET ANNOTÉE

PAR É. LITTRÉ,

De l'Institut, de la Société d'histoire naturelle de Halle, de la Société de biologie de Paris.

Accompagné de 320 figures intercalées dans le texte et de 4 planches gravées.

2 forts volumes grand in-8 de chacun 840 pages. — Prix : 20 fr.

Les additions importantes faites à cette édition par M. LITTRÉ, et dans lesquelles il expose et analyse les derniers travaux publiés en physiologie, feront rechercher particulièrement cette *deuxième édition*, qui devient le *seul livre de physiologie complet* représentant bien l'état actuel de la science.

Paris. — Imprimerie de L. Martinet, rue Mignon, 2.

CHEZ J.-B. BAILLIÈRE et FILS,
LIBRAIRES DE L'ACADÉMIE IMPÉRIALE DE MÉDECINE,
RUE HAUTEFEUILLE, 19, A PARIS.

Londres	New-York
HIPP. BAILLIÈRE, 219, REGENT STREET.	BAILLIÈRE BROTHERS, 440, BROADWAY.

MADRID. — C. BAILLY-BAILLIÈRE, CALLE DEL PRINCIPE, 11.

Janvier 1860.

HÉTÉROGÉNIE

OU

TRAITÉ DE LA GÉNÉRATION SPONTANÉE

BASÉ SUR DE NOUVELLES EXPÉRIENCES

Par F.-A. POUCHET,

Professeur de zoologie à l'École de médecine,
Directeur du Muséum d'histoire naturelle de Rouen, correspondant de l'Institut de France.

Paris, 1859, 1 vol. in-8 de 672 pages, avec 3 planches gravées. — Prix 9 fr.

Lorsque par la méditation il fut évident pour M. Pouchet que la génération spontanée était encore l'un des moyens qu'emploie la nature pour la reproduction des êtres, il s'appliqua à découvrir par quels procédés on pouvait parvenir à en mettre les phénomènes en évidence.

Cet ouvrage est le fruit de plusieurs années d'expériences et de recherches incessantes. Il est divisé en dix chapitres : le premier comprend l'historique de la question et est subdivisé ainsi qu'il suit : *Antiquité, Moyen âge, Renaissance* et *Époque moderne.* Cette dernière époque se distingue des trois autres par la découverte du *microscope*, à laquelle se rattache celle d'un monde nouveau d'êtres organisés. Le second chapitre est consacré à la métaphysique de la question de l'hétérogénie et aux rapports de cette question avec les croyances religieuses et la tradition. Les conditions préliminaires de l'hétérogénie, c'est-à-dire l'étude du corps putrescible, de l'eau, de l'air, du calorique, etc., forment la matière du troisième chapitre. Dans le quatrième, l'auteur traite de la dissémination des germes organiques, et, dans le cinquième, du développement spontané des microzoaires. Les trois chapitres suivants comprennent les preuves géologiques, helminthologiques, et celles tirées du règne végétal. La maladie pédiculaire, la gale et l'anatomie pathologique sont étudiées à part au point de vue de l'hétérogénie, et constituent le neuvième chapitre de l'ouvrage. Enfin, dans le chapitre dixième sont réunis le résumé, les conclusions et les lois de l'hétérogénie.

C'est un des livres les plus curieux et les plus intéressants; il se recommande par une grande érudition, une habileté d'expérimentation peu commune et une puissance de critique remarquable.

RECHERCHES ET EXPÉRIENCES

FAITES

SUR LES ANIMAUX RESSUSCITANTS

FAITES AU MUSÉUM D'HISTOIRE NATURELLE DE ROUEN,

Par F.-A. POUCHET.

1859, in-8 de 93 pages, avec figures intercalées dans le texte. — Prix : 2 fr.

Cet ouvrage est la suite et le complément de l'*Hétérogénie.* Celui-ci traite de la vie ; celui de la mort montre que le mystère de la création peut se renouveler et su nouvelle sans cesse ; l'autre discute cette question à l'ordre du jour dans la presse scientifique : *Des animaux absolument desséchés, momifiés, c'est-à-dire absolument morts, peuvent-ils être ressuscités ?*

L'auteur commence par en faire l'historique des animaux ressuscitants, il rappelle les débats des résurrectionnistes et des non-résurrectionnistes. Après avoir montré quelles étaient les causes d'erreur dans les expériences de ses adversaires sur les animaux ressuscitants, il raconte comment il a expérimenté et observé 1° au Muséum d'histoire naturelle de Rouen et à la Faculté de médecine de Paris, sur les animalcules vivants desséchés à l'ombre ; 2° sur les animalcules vivants desséchés au soleil ; 3° enfin, sur les animalcules aux températures élevées. Il dit quelle a été sa méthode ; il montre quels ont été ses procédés, il dessine même ses appareils, ne voulant imposer à personne son opinion, et il dit quels ont été ses résultats. C'est ainsi qu'il a fait disparaître de la science une erreur qui a trop longtemps abusé les esprits.

THÉORIE POSITIVE DE L'OVULATION SPONTANÉE
ET DE LA FÉCONDATION
DANS L'ESPÈCE HUMAINE ET LES MAMMIFÈRES
BASÉE SUR L'OBSERVATION DE TOUTE LA SÉRIE ANIMALE,
Par le docteur F.-A. POUCHET.

Ouvrage qui a obtenu le grand prix de physiologie à l'Institut de France.

1 vol. in-8 de 500 pages, avec atlas in-4 de 20 planches renfermant 250 figures, dessinées d'après nature, gravées et coloriées. — Prix : 36 francs.

Dans son rapport à l'Académie, la commission s'exprimait ainsi en résumant son opinion sur cet ouvrage : *Le travail de M. Pouchet se distingue par l'importance des résultats, par le soin scrupuleux de l'exactitude, par l'étendue des vues, par une méthode excellente.* L'auteur a eu le courage de repasser tout au criterium de l'expérimentation ; et c'est après avoir successivement confronté les divers phénomènes qu'offre la série animale, et après avoir, en quelque sorte, tout soumis à l'épreuve du scalpel et du microscope, qu'il a formulé ses LOIS PHYSIO-LOGIQUES FONDAMENTALES.

HISTOIRE DES SCIENCES NATURELLES
AU MOYEN AGE
OU ALBERT LE GRAND ET SON ÉPOQUE
CONSIDÉRÉS COMME POINT DE DÉPART DE L'ÉCOLE EXPÉRIMENTALE.
Par le docteur F.-A. POUCHET,
Correspondant de l'Institut (Académie des sciences).

1 beau volume in-8 de 656 pages. — Prix : 9 francs.

DE LA PLURALITÉ DES RACES HUMAINES
ESSAI ANTHROPOLOGIQUE
Par GEORGES POUCHET.

1 volume in-8 de 200 pages. — Prix : 3 fr. 50 c.

Cet ouvrage est ainsi divisé : Introduction. — Le règne humain. — Psychologie comparée. — Ordre des bimanes. — Variétés anatomiques et physiologiques. — Variétés morales et linguistiques. — Influence, climats, hybridité. — L'espèce. — Méthode et valeur des caractères.

TRAITÉ DES ENTOZOAIRES

ET DES
MALADIES VERMINEUSES
DE L'HOMME ET DES ANIMAUX DOMESTIQUES

Par le docteur C. DAVAINE,

Membre de la Société de biologie, lauréat de l'Institut (Académie des sciences),
et de la Société impériale et centrale d'agriculture.

Un fort volume in-8 de 950 pages, accompagné de 88 figures intercalées
dans le texte. — Prix 12 francs.

La pathologie vermineuse considérée, chez l'homme et chez les animaux, offre un vaste champ qui comprend les phénomènes les plus divers, les lésions les plus variées ; considérée dans une espèce unique, le champ se rétrécit considérablement et n'offre plus aux observations du pathologiste que des faits isolés ou incomplets, sans rapport entre eux. Quant à l'homme, certaines affections vermineuses ne l'atteignent pas, d'autres ne l'atteignent que rarement et comme par exception ; de là, la nécessité, pour les auteurs qui se sont occupés de ces affections, de chercher des lumières dans les maladies analogues chez les animaux, et réciproquement pour les auteurs de médecine vétérinaire, de demander des éclaircissements à la pathologie humaine. Aussi l'on a lieu de s'étonner que le rapprochement dans un même ouvrage des maladies vermineuses qui atteignent l'homme et les animaux n'ait jamais été tenté. L'intérêt d'un semblable rapprochement, les lumières qu'il devait apporter dans ce sujet, ont déterminé M. Davaine à l'entreprendre malgré la difficulté de coordonner des faits nombreux, d'exposer d'une manière méthodique et lucide des phénomènes variés.

Un assez grand nombre de figures, utiles à l'intelligence du texte, ont été jointes à cet ouvrage. Pour la plupart elles ont été dessinées par l'auteur, d'après nature ou, sous ses yeux, par Lackerbauer.

DE L'ESPÈCE ET DES RACES
DANS LES ÊTRES ORGANISÉS

ET SPÉCIALEMENT DE L'UNITÉ DE L'ESPÈCE HUMAINE.

Par D.-A. GODRON,

Docteur en médecine et docteur ès sciences, professeur à la Faculté des sciences de Nancy, etc.

Paris, 1859, 2 volumes in-8. — Prix : 12 francs.

Dans cet ouvrage, M. Godron abandonnant le champ des hypothèses, marche pas à pas ; il s'appuie constamment sur les faits les plus authentiques et en déduit les conséquences qui en découlent naturellement. D'une autre part, considérant cette question délicate dans la généralité, et embrassant à la fois dans ses recherches le détail de tous les êtres organisés, M. Godron arrive ainsi par l'histoire naturelle comparée à la détermination des caractères généraux de l'espèce et des lois qui la régissent. M. Godron commence cette étude par celle des êtres organisés qui ont continué à vivre dans les conditions d'existence que le Créateur leur a primitivement tracées, et en second lieu, il s'occupe de ceux que l'homme a soustraits en partie à leur genre de vie naturelle et à leur indépendance, en les plaçant dans une situation véritablement exceptionnelle. Il aborde ensuite la question en ce qui concerne l'homme, et recherche s'il en existe une ou plusieurs espèces ; question d'une haute importance, non-seulement sous le rapport purement zoologique, mais encore au point de vue politique, moral et religieux.

ÉLÉMENTS DE ZOOLOGIE MÉDICALE

CONTENANT LA DESCRIPTION DÉTAILLÉE

DES ANIMAUX UTILES A LA MÉDECINE ET DES ESPÈCES NUISIBLES A L'HOMME

PARTICULIÈREMENT DES VENIMEUSES ET DES PARASITES,

Précédés de considérations générales sur l'organisation et sur la classification des animaux

ET D'UN RÉSUMÉ SUR L'HISTOIRE NATURELLE DE L'HOMME.

Par A. MOQUIN-TANDON,

Membre de l'Institut (Académie des sciences) et de l'Académie impériale de médecine,
Professeur d'histoire naturelle médicale à la Faculté de médecine de Paris, etc.

Un joli volume in-18 jésus de 428 pages, avec 122 figures intercalées dans
le texte. — Prix : 5 francs.

Dans ce livre qui réunit les notions les plus simples et les plus utiles, M. Moquin-
Tandon suit une division tirée du caractère ou du but de la zoologie médicale.
Cette division est pratique, facile, appropriée aux études médicales et pharma-
ceutiques. L'auteur commence par des considérations sur l'histoire naturelle de
l'homme ou *Anthropologie*, dans lesquelles il examine principalement les caractères propres à notre espèce, sa perfection, ses dégradations accidentelles, son unité,
ses races, et la manière dont elle a été classée par les divers auteurs. Il fait ensuite
une revue sommaire de l'organisation des animaux et un exposé succinct de leur
classification. Il traite ensuite dans autant de parties séparées :

    I. **Des animaux ou produits animaux employés en médecine ;**
    II. **Des animaux nuisibles non venimeux et non parasites ;**
    III. **Des animaux venimeux ou** *Toxicozoaires;*
    IV. **Des animaux parasites extérieurs ou** *Epizoaires;*
    V. **Des animaux parasites intérieurs ou** *Entozoaires.*

Les figures intercalées dans le texte ont été dessinées et gravées avec un soin
tout particulier.

PRÉCIS D'HISTOLOGIE HUMAINE

Par le docteur C. MOREL,

Professeur agrégé à la Faculté de médecine de Strasbourg,
Membre de plusieurs sociétés savantes.

1 vol. in-8, avec un atlas de 28 belles planches dessinées d'après nature,
par le docteur A. VILLEMIN. — Prix : 10 francs.

LA VIE AU POINT DE VUE PHYSIQUE
OU PHYSIGÉNIE PHILOSOPHIQUE

Par le docteur Ch. GIRARD,

Membre de plusieurs sociétés savantes.

In-12 de 72 pages. — Prix : 1 franc.

Paris. — Imprimerie de L. MARTINET, rue Mignon, 2.